걷기운동으로 당뇨병 기적의 완치

안홍열 / 편저

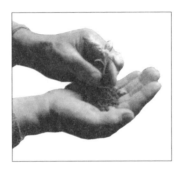

예감출판사

걷기운동으로 당뇨병 기적의 완치

초판 발행 / 2018년 8월 31일
엮은이 / 안홍열
발행인 / 이규종
펴낸 곳 / 예감출판사
등록 / 제2015-000130호
주소 / 경기도 고양시 일산동구 공릉천로 175번길 93-86
전화 / 031)962-8008
팩시밀리 / 031)962-8889
홈페이지 / www.elman.kr
전자우편 / elman1985@hanmail.net

머리말

건강한 생활을 영위하고자 하는 것은 인간 모두의 바램 일 것이다. 우리의 행복은 사람에 따라 그 기준이 다르지만, 결국 기초는 건강에 있다고 할 것이다. 빠른 경제성장이 지속됨에 따라 생활 수준이 향상되고 복잡한 현대사회를 살아가면서 자신의 건강을 돌보는데에 소홀하기 쉽다.

"당뇨병? 당뇨병이 없는 사람이 어딨어 나도 당뇨병이야 주사 맞고 관리 잘 하면 아무 문제 없어".

흔히들 당뇨병하면 별로 생각없이 이렇게 흘려보낸다. 하긴 그럴법도 하다. 옛날 어렵던 시절엔 당뇨병을 부자병이라고 했다. 그러나 오늘날 고도의 기계문명과 생활환경이 바뀌면서 급속도로 환자들이 늘어나고 있어 성인병 1위라한다.

그러나 당뇨병이 가벼운 것 같아도 제일 무서운병이다. 당뇨병은 만병의 원흉으로 그 합병증이 무서운 것이다. 그래서 소리없는 살인자라고도 칭한다.

당뇨병은 무서운 병이기도 하다. 하지만 그 원인이 하나이듯이 당뇨병의 원인을 알고 나면 평생을 관리할 수 있다. 우리 인체는 사연 치유력있다. 이 자연 치유력을 일깨우는 히니의 방법이 바로 이 책속에 있다. 첫째 긍정적인 마음으로 자신감을 가지고 어떠한 일이던 꾸준한 노력이 필요하다. 그리고 치료를 하면서 좋아짐을 느끼려고 마음을 가지고 좋게 느끼면 상당한 효과를 볼것이다

　필자는 의사도 아니지만 오랜 기자 생활과 추리소설작가로 요즘은 건강에 대한 관신이 높아 건강에 대한 연구를 많이 하고 집필을 한다. 운동으로 젊은 시절 본인의 건강만 믿고 죽을 고비를 넘기면서 운동과 건강은 다르다는 사실을 깨닫고 건강기공을 연구하면서 소설가이며 언론계의 대부 이상우 씨의 생생한 70일간의 당뇨병 완치 체험을 통해 필을 들게 되었다 그리고 필자는 걷기 운동법을 세부적으로 알고 있기에 운동쪽에 내용을 많이 활해했다.

　이 책은 당뇨병으로 고민하고 고생하시는 이들을 위해 당뇨병의 증세, 합병증 그리고 치료 방법 등을 비롯하여 당뇨병 예방과 치료에 많은 도움이 되리라 확신한다.

안홍열 씀

목차

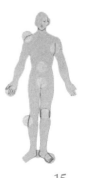

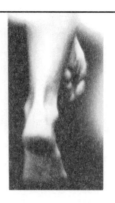

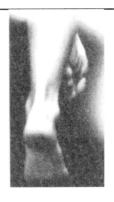

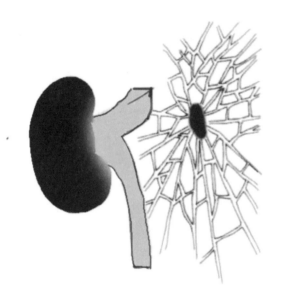

제1장

당뇨병 70일만에 완치 경험

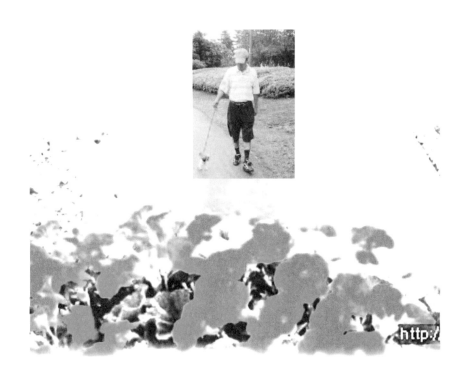

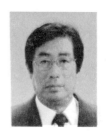

당뇨병 70일만에 완치 경험

아무도 믿지 않은일 – 그러나 사실

―병원 의사도 믿지 않았다.

당뇨를 단시일에 완치했다고 하면 그 누구도 믿지 않을 것이다. 그러나 나는 실제로 이 일을 이루어 냈고 의사와 검진기관에서 인정하고 투약 중지에 동의했다.

나는 1938년생이며 체중 70킬로 키 180센티에 병력이 전혀 없는 건강한 사람이다. 언론인과 작가로 지금도 현역에 있다. 그런데 내가 당뇨 환자로 진단되어 치료를 해야 한다는 확정을 받은 것은 2009년 4월 건강 검진에서였다.

2009년 4월 검진이 있기 4년 전 삼성 의료원 정밀 검진에서 당 126, 혈

압 90~150이니 정밀 검진을 다시 받고 치료하라는 경고를 받았으나 4년

간 무시했다. 다만 혈압에 대한 내 나름대로의 요법은 계속했다.

그리고 다음 해 검진에서 엄청난 결과 통보를 받았다.

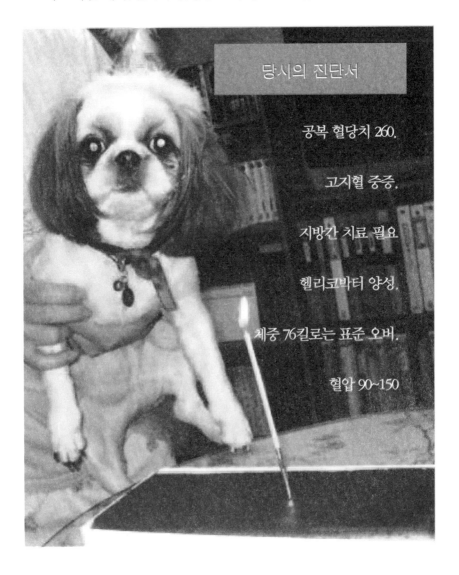

당시의 진단서

공복 혈당치 260.

고지혈 중중.

지방간 치료 필요

헬리코박터 양성.

체중 76킬로는 표준 오버.

혈압 90~150

그리고 작년 검진에서 엄청난 결과 통보를 받았다.

그러나 혈압은 병원의 오진으로 밝혀져 치료가 필요 없었다. 나만의 비법이 효과를 걷운 것이다.

나는 고지혈 치료제, 헬리코박터 치료제, 당뇨 치료약 (HD 25)을 복용하면서 나 혼자 얻은 지식으로 치료 생활을 시작했다.

물론 정상적인 직장 생활을 하면서 시작한 일이다. 시작한지 70일만에 투약을 중지하고 운동, 식이 요법을 한달간 계속하면서 관찰 하였더니 당뇨 수치가 정상인과 같았다.

나는 그 기록을 가지고 주치의를 찾아갔다.

의사 "이거 정확하게 적은 것 맞아요?"

본인 "예. 투약 중지 날짜, 수치 모두 정확합니다."

의사 "아닐거요. 당뇨가 이렇게 낫는 법이 없어요. 다시 검사해 봅시다."

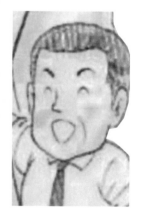

의사는 나를 전혀 신임하지 않았다. 말도 안된다고 했다. 의사 생활 30년에 이런일 없다고 했다. 그래서 그 자리서 혈액을 뽑아주고(아침을 먹지 않고 갔다.)

1. 모든 투약 중지

2. 지방간 해소

3. 고지혈 양호

4. 헬리코박트 음성

5. 혈압 75~135

6. 당뇨 공복 95~122

7. 식후 30 전후? 120~140

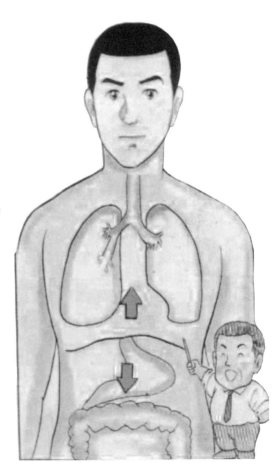

이튿날 아침 주치의가 전화해왔다.

"당뇨 수치 85입니다. 고지혈, 지방간 모두 정상입니다. 허 참 나 이런일
처음 보네요."

―오직 의지력과 걷기 와 스트레칭, 식이요법으로 성공

언론인이며 추리작가로 유명한 이상우(80) 씨는 '당뇨병은 완치 할 수
있는 병' 이라고 자신있게 말한다. 당뇨 관리 시작 70일 만에 약이나 인
슐린 없이 걷기와 식이요법으로 혈당 수치를 정상으로 되돌린 것이다.
담당 주치의 역시 처음에는 그의 말을 믿지 않았
다. 당뇨 완치가 불가능하다는 이유에서였다.
70일 완치는 환자의 의지력으로 성공한 예다
 이 수치는 내가 측정한 1년동안의 평균 수치이
다. 당뇨병 의심이 가니 정밀 검진을 받으라는 종
합병원의 권유를 받은 것은 2005년 5월이했다.
공복 검진시 혈중 당뇨수치는 126이하, 당화 혈
색소는 6.1이하라야 한다는 것을 알려주기도 했
다.

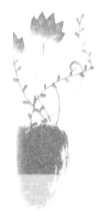

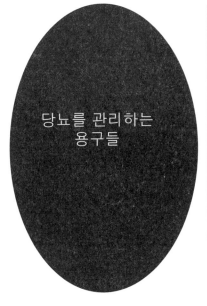

당뇨를 관리하는
용구들

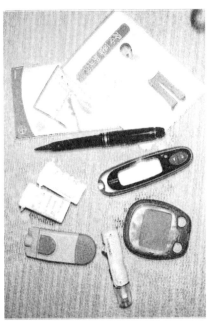

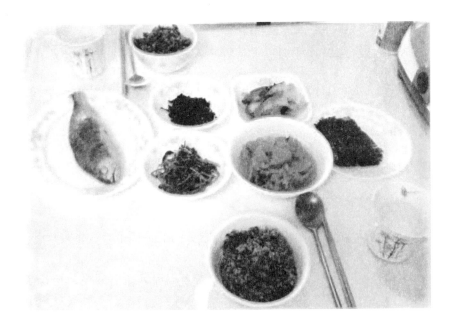

나의 경우는 당뇨병으로 진단이 되었다. 그뿐 아니라 고지혈, 지방간, 과지방, 헬리코박터, 과체중, 복부비만, 고혈압 의심 등을 지적했다.

당뇨약 처방과 고지혈 처방, 헬리코박터 치료 처방 등을 받고 2009년 4월 12일부터 투약을 하기 시작했다.

내가 복용하기 시작한 당뇨병 약은 가장 낮은 단위의 약이라고 하였다.

나는 그때서야 5년 전 당뇨병 의심된다는 경고를 후회하면서 기록을 다시 찾아 보았다. 당화혈색소 수치가 7.0이었고 혈중 당뇨 수치는 126이었다. 고지혈이 의심되는 수치도 230을 넘었다.

나는 그날부터 투병 생활을 시작했다. 투병 생활이라기보다는 투병 작전이었다.

직장에 나가고 있었기 때문에 출퇴근 시간에 맞추는 치료방법을 혼자 개발했다. 아침 9시에 출근하여 저녁 6시에 퇴근하는 직장으로 주 5일간 근무를 해야 했다.

33일간 규칙적인 운동과 제한된 식사를 엄격히 시행했더니 수치가 정상으로 돌아왔다.

그러나 나는 대수롭게 생각지 않았다. 우선 병보다 더 심각한 신상문제가 걸려 있어서 몸을 돌 볼 여유가 없었다. 그리고 집안에 당뇨병을 앓은 사람이 아무도 없기 때문에 내가 당뇨병에 걸릴 이가 없다고 생각하기도 했다.

그후 4년 동안 몸을 돌보지 않았다. 물론 종합검진 같은 것도 하지 않았다. 그러다가 2009년 봄에 국민건강 보험공단으로부터 무료 간이 검진을 받으라는 통지서가 왔다. 그래도 나는 건강 검진을 받으러 갈 생각을 하지 않았다. 여러 복잡한 주변 문제가 모두 해결되고 본업에 충실하기 시작한 작년 봄이었다.

등과 가슴 등에 가려움증이 자주 발생하고 소변에 거품과 냄새가 약간 나는 것 같은 이상을 느꼈다. 그래도 당뇨병이 있으리라고는 생각지 않았다. 그런데 아내가 건강 검진을 받아야 한다고 나를 강제로 끌고 건강 검진 센터로 갔다.

1주일 뒤 검진 센터의 의사 선생님은 여러 가지 건강의 적신호를 알려 주었다.

첫째 혈중 당뇨 수치가 260이넘고 당화혈색소가 7이 훨씬 넘는다고 매일 2~3회씩 혈당 수치를 쟀는데 공복시 120이하, 식후 2시간 뒤 140이하가 달성되었다.

나는 34일째 되는 날 모든 투약을 중지했다. 그리고 운동과 식이 요법은 계속하면서 관찰을 했다.

투약을 할 때 보다 수치가 약간 올라가기는 했으나 '병'으로 진단되는 수치까지는 가지 않았다.

그 후 70일째 되는 날 내과 전문의를 찾아가서 모든 검진 기록과(5년 전 기록도) 내가 70일간 기록한 혈당 수치 기록을 보여 주었다.

"일시적으로 당 수치가 높을 수도 있는데 그럴 경우는 병이 아니고 자연 치유가 됩니다. 그것을 병에 걸렸다가 나았다고 착각 할 수도 있습니다."

의사의 말이었다.

"그러나 저는 5년전 기록에 당뇨 수치와 당화 혈색소 수치가 높았으니까 최소 5년은 병을 방치한 셈이 아닐까요?"

"그렇습니다. 그런데 33일 투약으로 당뇨병이 낫는다는 것은 믿을 수 없는 일이지요. 이 기록 정확히 적은 것입니까?"

그렇게 해서 다시 채혈하고 혈액 정밀 검사를 했다.

그 이튿날 의사는

"정말 정상으로 돌아 왔습니다. 공복 혈당도 정상이고 고지혈, 지방간 모두 정상입니다. 검사결과로는 당뇨병이 없다고 해야겠습니다. 처방이 필요 없습니다."

그 이후에도 나는 운동과 음식 제한 등을 게을리 하지 않았다.

그리고 1년이 지난 2010년 8월 12일 다시 당뇨 검진을 실시했다.

결과는 혈중 당뇨 93, 당혈 혈색소 수치6.2의 결과를 얻었다. 당혈 혈색소가 미세하게 높긴했으나 병으로 진단되지는 않았다.

사실 1년 동안 내가 생활 해온 일을 도리켜 보면 엄격하고 철저하게 습관을 고쳤다고 하기에는 미흡한 점이 있었다. 그러나 운동을 하는 것 하나만은 철저하게 지켰다.

아침에 일어나서 집안에서의 누웠다가 일어나는 허리 굽혀 펴기 50번, 국민체조, 3킬로 걷기와 운동 기구를 사용한 턱걸이 130번은 한 번도 거르지 않았다.

해외 출장을 가서도 꼭 지켰다.

절대로 자기의 약속을 어기지 않겠다는 의지력이 약 보다는 훨씬 좋은 치료법임을 체득했다.

지난 겨울처럼 눈이 많이오고 추운 날도 없었을 것이다. 그때도 한 번도 거르지 않았다.

지난 여름 비가 억수로 쏟아지는 때도 하루도 빠지지 않았다.

산책 나갈 때는 5개월 전에 입양한 시추 종의 새식구 홈즈와 언제나 동반했다. 생후 50일 된 홈즈는 처음에 3킬로 걷는 것이 무리였으나 최근에는 나보다 훨씬 더 잘 달린다. 혼자 운동 다닐 때 보다는 훨씬 즐겁고 외롭지 않아 좋았다. 그러나 음식 조절은 아무래도 쉽지 않다.

나 자신만의 걷기 방법을 규칙적이고 본격적으로 시작한 것은 2008년 4월 건강 검진을 받고 부터다. 대략 2년 정도 됐다. 걷기 전 준비 운동과 근력 운동을 우선적으로 한다. 걷기에 나가기 전 일단 거실에서 맨손 체조를 간단히 한 다음 목운동으로 좌우 돌리기, 앞 뒤 움직이기, 360도 휘두르기 등을 10회씩 한 후 양팔 쫙 벌리기 10번, 허리 힘껏 굽혔다 펴기 10번, 옆구리 돌리기 10번정도를 한다.

다음으로 누워서 운동기구를 이용해 허리 굽혔다 펴기 50번, 15분 동안 한다. 이 운동은 뱃살 빼기와 배의 근육을 키우는 데 아주 좋다.

이러한 준비 운동을 마치고 혈당을 측정한 뒤 간단한 아침 식사를 마치고 홈즈(키우고 있는 강아지 이름)와 함께 걷기에 나선다.

걷기 코스 입구 공원에서 다시 운동 기구를 이용해 근력 운동을 한다. 팔로 근육을 당겨서 들어올리는 운동을 주로 하는데, 팔 운동이 많이 된다. 처음에는 10번 하는 것도 힘들었는데, 현재는 130번까지 거뜬히

한다.

준비 운동이 끝나면 걷기를 시작하는 데, 발걸음을 옮겨 놓을 때마다 나직하게 구호를 붙인다. 빠른 걸음으로 힘껏 다리를 벌려서 한, 둘, 셋 그리고 한, 둘, 셋 하고 구령을 붙인다. 홀수 구령을 붙이면 왼발, 오른발, 왼발 그 다음에 다시 오른발, 왼발, 오른발이 되기 때문에 발이 헷갈릴 가능성이 많기 때문에 정신을 바짝 차려야 한다.

하나 둘 셋이 지겨우면 "백두산 지리산 백두산"이라고 하던지 "마누라 겁난다" "자기야 사랑해" "박미선 이봉원" 또는 아내와 자기 이름을 번갈아 부르는 구호를 만들면 심심치 않다. 이러한 이상한 걷기는 두뇌도 사용하게 되어 치매 예방에 도움이 된다고한다.

걸을 때는 발을 빨리 움직이고 힘껏 벌리는게 효과가 있다. 일정한 속도로 1분에 800~1,000미터를 걷는다.

내가 사는 동네는 걷기나 조깅에 좋은 조건을 가지고 있다. 집 주변에 월드컵공원을 비롯해 공원이 5개나 있다. 이 중에는 난이도를 각각 달리할 수 있는 코스가 많다.

나는 A, B, C, D의 4코스를 정해놓고 형편에 따라 걷는다. A코스는 가장 길어서 한강을 끼고 하늘 공원 중턱을 오르는 코스로 4.5킬로 정도, B, C

는 3킬로, D는 2.5킬로 되는 평지다. 이때 걷기만 하는 것이 아니고 조깅을 곁들여서 한다. A코스는 보통 55분 정도가 걸린다. 다른 코스도 30분 이상이 걸린다. 어느 코스를 걷든 등에 약간의 땀이 날 만큼만 한다.

나는 홈즈(키우고 있는 개)와 함께 매일 걷기를 나간다. 홈즈가 이제 돌인데, 탄생 후 3개월이 지나던 2010년 6월부터 나의 운동 코치(?)가 되었다. 홈즈와 함께 걸으면 외롭거나 심심하지 않아 좋다.

걸을 때 홈즈가 앞장서서 가는데, 적당히 걷다 보면 걷기에 흥이 난 홈즈가 힘껏 달리기 시작한다. 그러면 나도 홈즈에 이끌려 함께 200미터 정도를 뛴다. 내가 힘들다 싶으면 홈즈가 걸음을 늦춘다.

덕분에 어깨는 떡 벌어지고 허리는 날씬한 몸짱견이 되었다. 사람이나 동물이나 걸으면 건강해진다."

─아침 운동 후의 혈당 수치

아침 실내 체조를 마친 후 혈당을 측정하면 보통 100~120mg/㎗ 사이다. 때로는 90~125mg/㎗를 나타낼 때도 있다. 평균은 101md/㎗ 쯤 된다.

3년 전 당뇨병 판정을 받았을 때는 260mg/㎗ 이었지만, 약을 복용한 후 1달 만에 119로 안정되었다. 그 상태로 3개월이 지난 뒤 약을 끊고 매일 걷기 운동을 하니 혈당이 정상치로 돌아왔다. 뿐만 아니라 고지혈도 없어졌으며 팔다리에 근육도 생기고 체중이 표준으로 바뀌었다. 몸무게가 한창 많이 나갈 때 88kg(키 180cm)나 나갔는데 7개월 가량 걷기를 하니 70kg으로 날씬해졌다. 현재까지 이 체중을 유지하고 있다."

─일반적으로 당뇨병은 불치병으로 계속 주사나 약물 치료로 관리해야 한다는 속설을 깼다.

당뇨병이 완치되지 않는다는 속설은 제 경우에는 해당하지 않는다. 어떻게 관리하느냐에 따라 달라지는 문제이다.

나는 처음 당뇨병 선고를 받고 나름대로 각종 정보를 수집했다. 당뇨병의 습성, 섭생(건강에 주의를 기울이며 증진을 꾀하는 것), 치료 사례, 경험담, 의사의 충고 등을 종합한 내 나름대로의 대책을 세웠다. 그리고 꼭 낫는다는 마음가짐 등이었다. 육류는 될 수 있는 대로 피하고 채소 위주의 식사를 했다.

아침에는 기본으로 우유 한 잔에, 찐 고구마 1개를 먹거나, 고구마 대신 강낭콩(호랑이 콩)이라고 하는 콩을 주로 먹었다. 호랑이 콩은 아주 맛있다. 7-8월이면 농수산물 시장에 많이 출하된다. 이때 여러 자루를 사

서 껍질을 까 냉동실에 보관했다

—나의 식탁 메뉴

식사 요법은 운동 못지 않게 중요하다고 여러번 강조했다. 그러나 특별히 이상한 음식을 먹어야하는 것은 아니다. 우리가 일상 먹는 것 중에 조금만 신경을 쓰면 된다.

생선회와 함께 먹는 초장을 조심하라고 했는데 한 가지 더 붙인다면 튀김을 조심해야한다.

닭 튀김은 물론 생선 튀김, 야채나 감자 고구마 튀김도 신경 써야한다. 당뇨병이 거의 필수적으로 동반하는 합병증 중에 고지혈이 있다.

고지혈을 막기 위해서는 지방을 주의해야한다.

아침 식사는 몇가지 재료를 담백하게 요리해서 번갈아 준비하는 것이 좋다. 아래 내용은 내가 완치된 이후에도 계속 지키고 있는 식단이다.

1, 우유 1잔

2, 야채즙 1잔

3. 고구마 1개(중간정도 크기)

4. 완두콩(60그램정도)

이것을 기본 식단으로 한다. 야채즙은 식사하기 10분쯤 전에 마신다.

고구마는 잘 구워서 껍질을 벗겨 먹는다. 직화불에 굽는 것은 권할만하지 않다.

그리고 이 재료에 가끔 고구마 대신 식빵을 차리면 좋다. 식빵은 밀가루가 적게 들어간 것으로 1쪽이면 충분하다. 물론 치즈나 꿀, 잼 같은 것을 바르지 않는다. 치즈는 절대 금물이다.

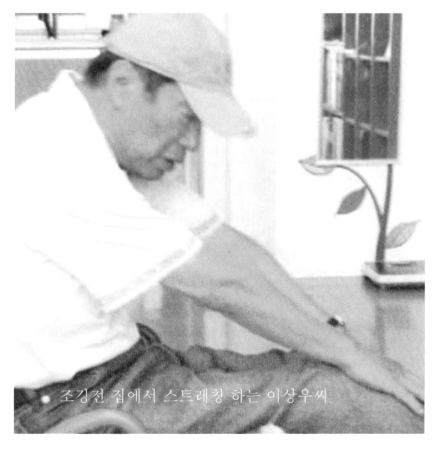

● 조깅전 집에서 스트레칭 하는 이상우씨

고구마 대신 식빵을 먹을 때도 구운콩을 반드시 곁들인다. 완두콩이나 강낭콩이 좋다. 고구마 대신 완두콩의 양을 늘려 먹어도 괜찮다.

메주 콩은 맛이 없어 권할만하지 않다.

그리고 때에 따라서는 감자를 쪄서 소금과 함께 먹는 것도 좋으나 고구마 보다는 이롭지 않다.

우유는 고칼슘, 탈지방 가공품이 좋다.

우유를 마시지 않던 사람은 소화가 어렵기 때문에 '소화가 잘되는 우유' 같은 것이 좋다.

위와 같은 식단으로는 영양이 부실하기 때문에 점심 저녁 식단에서 보충해야한다.

―스트레스와 운동 부족이 당뇨병의 가장 큰 적이다―

나는 2004년부터 회사 경영에 문제가 생겨 심각한 스트레스를 받아왔다. 2005년 당뇨병이 의심된다고 종합병원에서 정밀 검사를 받으라고 했지만 대수롭지 않게 생각했다. 집안에 당뇨병을 앓은 사람도 없어 내가 당뇨병에 걸릴 것이라고 생각하지 않았다. 2008년까지 계속된 사건으로 몸을 돌 볼 여유가 없었다. 일에 매달리느라 운동은 엄두에도 못

냈으며 식사는 닥치는 대로 외식을 해서 병을 자초했다."

젊은 시절부터 하루에 4~5시간밖에 자지 않았다. 저녁 몇 시에 자든지

새벽 4시~5시에 일어난다. 출근할 때까지 3~4시간의 여유가 있는데, 신

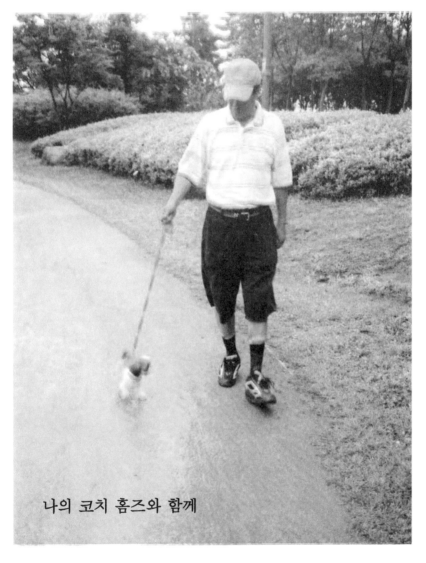

나의 코치 홈즈와 함께

문을 읽거나 메일 확인을 한 후 답신을 쓰기도 한다. 때론 추리 소설을 쓰기도 한다.

7시부터 준비 운동을 시작하고, 운동이 끝나면 아침 식사를 한 후 곧 걷기를 출발한다. 아무리 덥거나 추워도 절대 빠지지 않는다. 외국 출장 가서도 미리 코스를 보아두었다가 운동을 한다.

운동을 마치고 혈당을 측정한 후 출근길에 들어간다. 출근은 주로 전철을 이용하는데 이유는 시간이 정확하고 계단 걷는 게 또 하나의 운동이 되기 때문이다.

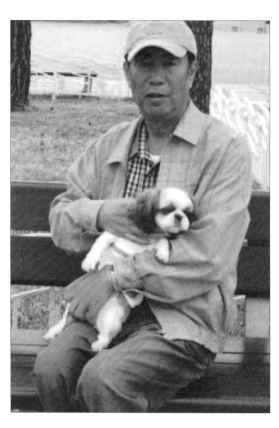

30여 년 동안 광화문과 시청 일대에 있는 직장에서 근무했다. 그때부터 식후 산책을 즐겨서 나름대로 도심 코스를 개발했다.

경복궁 옆 동십자각에

서 삼청 공원 중턱까지 갔다 오는 길, 안국동에서 창경궁에 들어갔다 오는 길, 시청 앞에서 덕수궁을 한 바퀴 도는 길, 남대문 뒤로 올라가 남산 중턱에 갔다 오는 길 등이 나의 산책 코스였다.

 최근 개천을 끼고 있는 동네는 모두 산책 코스나 자전거 길로 개발이 잘 되어서 서울에도 좋은 산책 코스가 아주 많다. 특히 내가 살고 있는 성산동은 홍제천과 불광천 변의 하천길, 한강 뚝길, 월드컵 공원, 평화의 공원, 난지천 공원, 하늘 공원 등 좋은 산책길이 많다. 마음만 있다면 동네 좁은 골목길도 좋은 산책 코스가 될 수 있다.

―나의 당뇨병 완치 수칙

 문제는 내가 병을 물리치겠다는 마음가짐이다. 마음가짐이 단단하지 않으면 약이고, 음식이고, 운동이고 다 소용 없다.

 첫째도 결심, 둘째도 결심, 셋째도 결심이다. 무슨 결심이냐면 운동과 먹는 것과 마음 가짐을 한결같이 해야 한다는 뜻이다.

'오늘은 너무 추우니까 운동 하루 쉬자.' '오늘은 기분 좋으니까 돼지 삼겹살과 소주 한 잔 걸치자'. 이런 '한 번 쯤이야' 가 병을 못 고치게 하는 함정이다.

나의 경우 약을 먹지 않아도 당뇨 나았다고 처음 말했을 때 주치의는 웃으면서 말도 안 된다고 했다. 결국 주치의도 인정했지만, 당뇨는 자기와의 싸움이다.

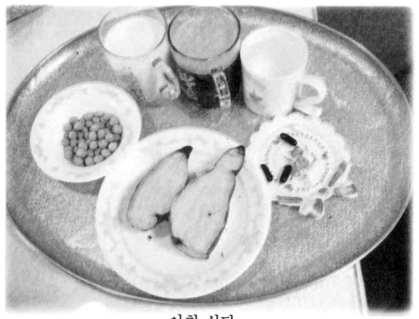

아침 식단

당뇨병을 가진 사람은 운동을 어떻게 해야 하고, 무엇을 먹어야하고, 금해야 하는지 다 알고 있다. 다만 이것을 철저하게 지키지 못해 병을 물리치지 못한 것이다.

건강을 지키기 위해 유의하며 삼갈 것 삼가고, 취할 것 취하며 살다보면 당뇨가 없는 사람보다 더 건강하게 오래 살 수 있다고 생각한다.

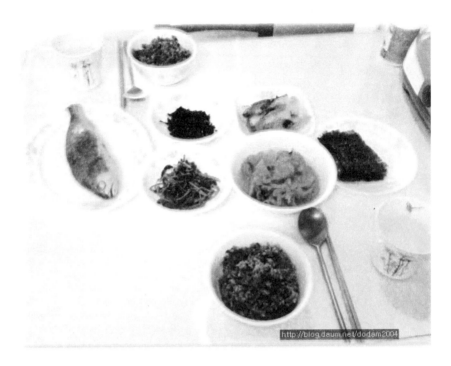

http://blog.daum.net/dodam2004

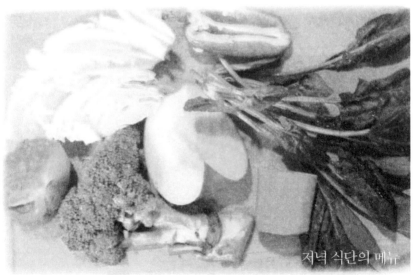

저녁 식단의 메뉴

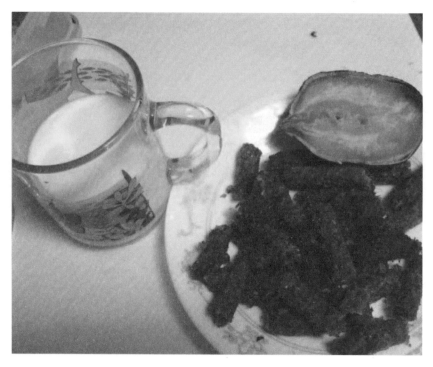

다음과 같이 야채를 즙으로 만들어 찌거기는 재활용한다

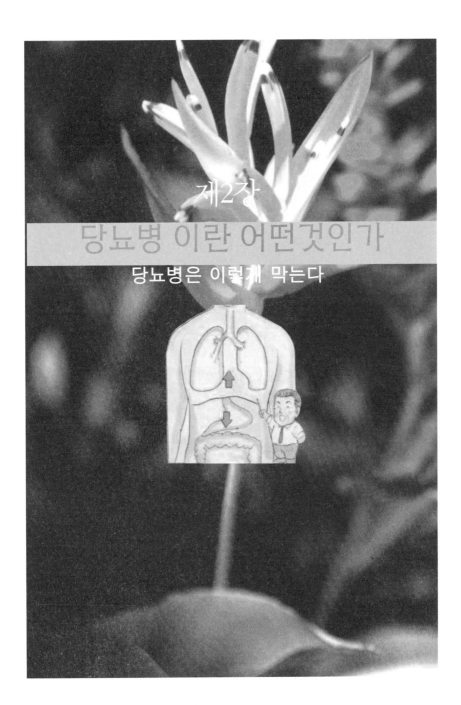

제2장

당뇨병 이란 어떤것인가

당뇨병은 이렇게 막는다

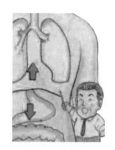

당뇨병이란

당뇨병은 이렇게 막는다

―다이아베터스멜리터스

당뇨병을 라틴어로는 '다이아베터스멜리터스' 라고하는데 흔히 의사들

사이에서는 '다이아멜터스' 라고 불린다 ' 다이아멜터스' 라는말은 물이

높은것에서 낮은 곳으로 흘러내리는 관으로 해석되어진다 높은 곳에

서 낮은 곳으로 흐르는 물은 다수(多水)라는 속성을 가지고 있는데 이것

을 즉 다뇨(多尿)라고도 할 수 있다

'멜리터스' 라는 말은' 달다' 라는 뜻을 가진다 이와는 반대로 '다이아베

터스인 시피터스' 라는 것은 단맛이 없는 대신에 소변을 다량으로 배설

한다는 뜻이다

 소변을 많이 보는 현상 즉 다뇨가 생기면 사람은 점점 마르게 된다 이
것은 요독증(尿毒症)과 비슷한 요붕증(尿崩症) 을 일컫는데 희귀한 것
으로 당뇨병 이라하면 흔히' 다이아베터스' 정의 한다.

 당뇨병에 대한 기록은 1,500년경 ' 빠삐르스' 에서 유래하며 정확한 최
초의 기록은 2세기경 알테우스라는 사람에 의해서였다. 그는 당뇨병에
대해 그 병은 인간에게 그다지 흔한 병은 아니지만 고갈이나 손발이 소
변속에 저절로 녹아서 흘러버리는 위험한 것이라하였다.

 병의증세는 누구에게나 거의 같으며 신장과 방광에까지 침범하여 해를
끼친다.

 또 환자는 끈질기게 물을 찾으며 빈번하게 소변을 본다고했다 병세를
알기까지 긴 시간이 걸리는데 일단 병이 나타나면 환자의 수명은 어쩔
수 없이 짧아진다.

 그 갈증이란 이루말로 할 수 없을 정도인데 물을 마시는것을 누구도말
리지 못한다 했다. 잠시라도 물을 마시지 않으면 입안이 마르고 온몸의
수분이 없어져 구역질과 극도의 불안에 떨다가 마침내 사망한다고 되
어있다

바로 이것이 당뇨병이다. 이러한 고전적 사고방식을 토대로 살펴볼때 먼저 다뇨가 생기게되고 그 소변에 당이 들어있는 병을 당뇨병이라고 하는것이다

보통 가장 많은 당뇨병은 이른바 도성당뇨병(島性糖尿病)이라고 불리는 것이다 이 경우에는 췌장의 랑게르한스섬에 이상이 있어 인슐린의 분비가 나빠 지거나 인슐린의 기능이 저하된다.

이때문에 인슐린이 혈당을 저하시키는 작용이 상실되어 혈당이 상승하는 것이다

도성당뇨병 환자의 췌장을 조사해보면 대부분 도의수 감소 인슐린의 분비세포가 감소하여 수포성변성(水疱性變性)도 가변성 회사에 빠져 초자화(硝子化) 등의 이상이 나타난다.

특히 풍당뇨증(楓糖尿症)은 선천성 아미노산 대사이상증 중에서 가장 심한 경과를 나타내는 질환의 하나이다. 이것은 로이신, 이솔로이신, 발린이라는 세 가지 필수 아마노산의 대사 장애에 의해 그 영향을 크게 받는다

생후 1주일 이내 네경련 토유(吐乳) 증세가 나타나는데 근력 저하 체중 불량이 나타날 무렵에는 이 질환의 가장 특징적인 징후로 소변에서 단

풍시럽과 같은 냄새가 난다.

　빠른 시기에 치료를 받지 않으면 감염중에 대한 저항력이 약해지기도 해서 대부분의 어린 환자들은 생후 20개월 이내에 폐렴을 발병 하여 사망하게된다.

　그러므로 생후 10일 이내에 저로이신, 이솔로이, 신발린에 대한 식습관을 취해야만한다. 특징적인 중세가 모두 나타날 때까지 치료를 받지 않으면 이미 때는 늦다

　이 질환을 방지하기 위해서는 반드시 갓난아이일 때에 스크리닝 테스트를 받도록 한다.

　당뇨병의 직접적 사인의 주된 것은 당뇨병성 신증(腎症)에 의한 신장기능부전이나 대사 이상이 심해진 결과 발생하는 당뇨병성 혼수증의 한가지이다.

　간접적으로는 동맥 경화가 악화한다든지 또는 감염증(感染症)이 쉽게 진행되어 건강에 장애를 일으킨다든지의 경우다.

─당뇨병이 진행되는 과정

당뇨병은 당이 소변으로 빠져 나오는 병이다. 혈액 속의 당분이 너무많

아짐으로서 미처 분해 되기도 전에 그당이 소변에 섞여 나오고 마는것이다. 그렇다고해서 당이 꼭 당뇨 때만 나오는 것은 아니다.

일반적으로 알려진 것은 췌장에서 분비되는' 인슐린이라는 호르몬호르몬이 부족하게 되면 체내의 대사 작용에 이상을 일르키게 되고 이것이 당뇨병으로 증세가 아타난다.

혈액 속 포도당의 함량을 조사하는 혈당검사(血糖檢査)에 의해서만 당뇨병인지 아닌지를 정확하게 판단할 수 있다. 이 병의 자각증상(自覺症狀)으로서 가장 쉽게 알 수 있는 것은 피부나 입술이 건조하여 항상 입안이 마르고 갈증이 생기는 것이다.

혈당이 많아지면 한 밤중에 자다가도 물을 먹으려고 일어나는 정도까지 이른다. 또한 물을 많이 마시게 되면 자연적으로 소변 보는 횟수도 잦아지는 것은 물론 기력이 약해져서 나른해 지기가 일쑤이다.

흔히 일반 사람들은 당뇨병 환자가 당분을 섭취해서는 안 된다고 하여 당이 되는 음식을 금하고 있다.

그래서 설탕을 비롯한 쌀밥, 빵, 국수 등의 전분질 음식을 먹지 않았는데 오늘날은 당뇨병의 종류가 많아 먹는것과 상관없는 경우도 있다. 단 한가지 칼로리만 일정량 이하로 잘 유지해주면 소변에 다소 당이 나온다고 하더라도 상관이 없는 것이다.

 당뇨에 있어 중요한것은 식품의 종류가 아니라 칼로리의 제한 이라고 할 수 있다. 그러므로 맥주나, 정종은 당질 이라서 몸에 좋지 않고 위스키나, 소주는 당질이 없으므로 괜찮다고하는 것은 잘못된 판단이다.

 과음이 당질과 상관없이 당뇨병에 있어서 매우 해롭다고 하는 것은 당분에 혈중 농도가 높아지면 소변으로 당이 배설되고 더불어 기운이 없어지면서 쉽게 피로해지기 때문이다.

 그러므로 신체가 비대하거나 비만체질이거나 혹은 혈연자중에 당뇨가 있는 사람은 검사를 받아 당뇨병에 대해 미리 예방하는 것이 안전하다.

─당뇨병 소질의 발견 방법

 건강한 사람의 소변량은 계절이나 음식물의 섭취량 정도에 의해서 현저 하게 다르지만 보통 성인 남자의 하루 소변량은 1,500~2400ml, 여자는 1,000~1,500ml이다

가끔씩 하루나 이틀의 짧은 기간에 500ml 정도로 줄거나 3,000ml 이하 정도까지 증가하여도 걱정할 것은 없다. 그러다 24시간의 전체 소변량이 500ml 이하거나 3,000ml 이상일 경우가 계속될 때에는 병이라 보아

성인병들

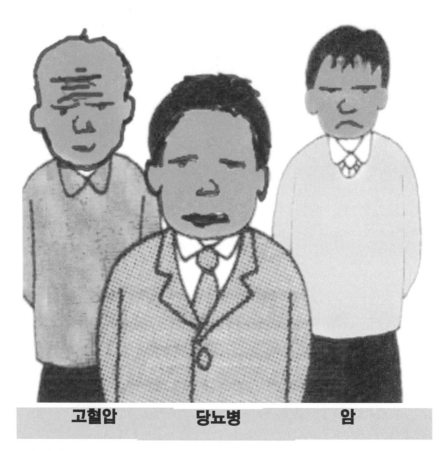

| 고혈압 | 당뇨병 | 암 |

야 한다.

현대 과학은 19세기에 들어와 소변에 단맛으로 배설되는 '당' 이란 요소가 포도당이라는 사실을 알아내었다. 이에 더 나아가서 이것은 혈액속의 포도당으로 혈당이라는 사실을 밝혀냈다.

혈액 속에는 포도당의 일정한 농도가 들어 있지만 보통 소변 속에서는 이포도당이 섞여 나오지 않는다. 그러나 당뇨병이 되면 혈당(血糖)에 이상현상이 일어나게 되면서 소변 속으로 당이 섞여 나오게 된다.

소변량에 따른 증상

● 소변량이 비정상적으로 많은 경우

요붕증, 위축신, 당뇨병, 폐렴의 치유가 혹은 복수나 부종이 없어질 때 등이 있다.

● 소변량이 보통보다 적을 경우

급성신장염, 심부전, 발열, 설사, 소변량이 준 것을 안 뒤 얼마 후에 흉막강이나 복강에 삼출액(滲出液)이 괴이는 삼루액(滲漏液)의 저류(貯溜)등이 있다.

● 소변이 없을 경우

하루 소변량이 100ml 이하인 것을 무뇨(無尿)라 하는데 급성 요독증과 만성 요독증일 경우에 나타난다.

배뇨에 따른 증상

●배뇨의 횟수가 많을 경우

다뇨증, 급성방광염, 전립선염 및 전립성 비대증등이 있다.

●배뇨 횟수가 적을 경우

물을 적게 먹을 때, 땀이 많이 났을 때 심한 설사를 했을 때이다.

●야간 배뇨가 많을 경우

보통은 낮과 밤의 소변량의 비율이 3:1 또는 4:1이다. 심장이 쇠약할 때는 낮보다 밤의 소변량이 많아진다 또 소변의 농축력이 약하게 되는 신장병이 있는 경우에도 밤에 소변이 많아 진다. 이런 경우 대개는 울혈성 심부전증을 동반하고 있다.

최근 발표된 당뇨병 연구에서 볼 때 이와 같은 상태는 당뇨병이 어느일정한 진행 시기에 달하게 되면 배설이 되는데 그 시기가 되기까지는 현상이 잘 나타나지 않을지라도 체내에는 이미 특유한 당 배설 상태(糖排洩狀態)가 진전 되어 있는 것이라 한다.

요약하면 소변량은 하루 2L 이상이 되어야 한다. 이것은 소변으로 요산의 배설을 촉진하는 의미에서도 중요하다. 특히 여름에는 땀으로 인하여 소변량이 줄어들기 쉬우므로 그 만큼 수분을 많이 섭취해야 한다.

소변이 산성이면 요산을 용해 시켜 배설한다는 점에서 좋지 않으므로 소변을 가능한한 알칼리성이 되도록 유지시킨다. 그러나 음식물로서 조절하기는 어려운 일이므로 탄산수소나트륨을 가끔 복용 하는 것이 좋다.

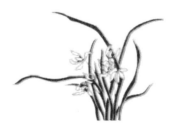

당뇨병의 소질

당뇨병은 이렇게 막는다

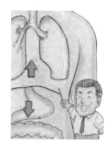

─당뇨병 소질의 발견 방법

혈중의 인슐린 상태 눈의 망막 상태 신장의 혈관 이상, 지방산 등의 여러가지 검사를 통해 당뇨병의 소질(素質)을 발견할 수 있다. 이들 몇 가지중에 우선 가장 흔히 사용되고 있는 인슐린에 대해 살펴보면 포도당을 50g~100g 정도 복용 시킨후 30분마다 혈당과 더불어 동시에 혈중의 인슐린 분비 상태를 측정한다.

당뇨병이 발병하기 전에는 포도당 부하시험(負荷試驗)의 곡선이 정상적이라고 하더라도 포도당을 마신후의 인슐린 분비가 건강한 사람보다 낮거나 아니면 인슐린의 단위가 높아지는 시간이 길다.

이것은 즉, 인슐린과 혈당의 비율이 정상보다 낮은 동시에 혈액속에서 유리지방산의 단위를 측정하면 유리 지방산의 감소 상태가 건강한 사람과는 다르다.

이 50~100g의 포도당 부하 시험이 정상적인 경우이거나 아니면 정상과 이상의 중간형인' 의당뇨병(疑糖尿病)' 일 때에는 당뇨병을 유발하는 부신피질 호르몬을 4시간 전과 2시간 전에 두 번 복용한 다음 다시 포도당 부하 시험을 하게 된다.

이 포도당부하 시험에서 정상이었던 20명에게 부신피질 호르몬을 투투여하여 유발시험(誘發試驗)을 했을 경우 20%가 이상이 있었고 20%는 의심 스러웠다는 예다.

한편 포도당의 부하 시험에서는 22명의 당뇨병인 사람중에 이상을 나타낸 사람이 54.5%였으며 의심스러운 사람은 9.1%로 양성률이 아주높게 나타났다.

이 유발 시험에서 양성 반응이 나타나는 것을 잠재성 화학적 다뇨병(潛

在性化學的糖尿病)이라고 일컫는다. 이와 같은 상태의 사람은 그대로 방치했을 경우 대부분이 당뇨병으로 발전된다.

이때에는 혈관 계통의 변화가 당뇨병 발병에 앞서서 일어난다는 사실도 인정되고 있으므로 당뇨병 환자와 마찬가지로 식이 요법을 실행하는 것이 좋다.

또 눈의 망막에 전류를 흘려 보내어 이것의 변화로부터 당뇨병의 소질을 발견할 수도 있다. 이 외에도 생검법으로 신장의 조직을 채취한뒤 이것을 전자 현미경으로 조사하여 신장의 혈관 변화로부터 그 소질여부를 조사할 수 있다.

이처럼 여러가지 각도에서 당뇨병 소질을 조사하게 되는데 이에 따른 진단은 대학의 부속병원을 위시한 종합 병원 이어야 한다. 반면에 간단한 부하 시험이나 아니면 부신피지 호르몬을 복용한 후 행하는 포도당 부하 시험은 어느 병원에서나 가능하다.

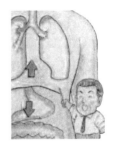

당뇨병의 현상

당뇨병은 이렇게 막는다

─당뇨병과 당뇨란 어떻게 다른가

당뇨병 현상에 있어서 대표적인 것은 당뇨이다. 이 경우의 당은 포도당을 일컫는 것으로 당뇨라 한다면 일반적으로 포도당 당뇨라고 인식하면 된다.

여기에서 우리가 알아야 할 기초 상식은 소변에서 포도당이 증명되었다고 해서 그것이 반드시 당뇨병이라고 단정할 수만은 없다는 사실이다. 당뇨라고 해서 무조건 소변에서 당이 나오는 것은 아니다.

당뇨(糖尿)와 당뇨병(糖尿病)은 분명히 구분하여 이해해야 한다. 물론 당뇨에 걸리게 되면 당이 나오는 것은 당연한 이치이다. 하지만 당이 나오지 않아도 당뇨병이 있을 수 있다.

예를 들어 포도당 주사를 맞은 후라든가, 격하게 흥분한 경우, 또는한 동안 심한 고심(苦心)을 겪고 난 뒤에 일시적 현상으로 당이 나올 수 있기 때문이다.

이 외도 임신을 했을 경우, 주사를 맞은 경우, 혈압강하제의 다아자이드제를 장기간 복용했을 경우에도 당뇨가 보이는 경우가 있다.

—신성당뇨란

당뇨병은 아니라 할지라도 당뇨에서 가장 많이 나타나는 것이 신성 당뇨(腎性糖尿)라고 할 수 가 있다. 이것은 신장 기능에 선천적 변화가 일어났을 때 발생한다. 이런 상태에 포도당이 배설 되기 쉬운데 이것을 가지고 당뇨병이라고 할 수는 없다.

이와 같은 증상을 가진 사람이 당뇨병에 쓰이는 약을 섭취 한다면 몇차례 저혈당증 증세와 더불어 저혈당증 발작을 일으키는 경우가 있다.

신성 당뇨를 살펴보면 신장의 포도당 배설 역시 아주 낮은 상태를 볼수가 있다. 이런경우에 공복 때는 소변에서 당이 나타나지 않지만 식후에 약간의 혈당이 보이게 된다. 이처럼 당뇨병과 혼동되는 부분으로 인해 신성 당뇨 환자에 있어서는 주의를 요한다.

 검사를 받았을때 당이 나온다고 해서 지레 겁먹고 당뇨병 치료를 시도한다는 것은 큰 잘못이다. 이 신성 당뇨는 주로 중년기 이후를 지난 사람들에게서 많이 발견되며 임산부에게서도 흔히 볼 수 있다.

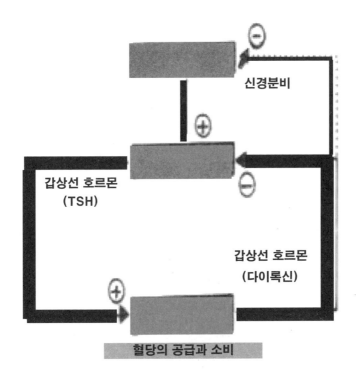

혈액중의 포도당은 콩팥의 사구체에서 일단 걸러지고 세뇨관에서 다시 흡수 되어진다. 즉 혈액중으로 되돌아오는 것이다. 정상인 사람의경우에서는 극히 적은 양(하루0.5g 이하)이 재흡수 되고 나머지는 소변으로 배설된다.

만약 혈액중의 포도당의 양이 보통00mg~180mg 전후로 재흡수의 한계 수치가 정상을 넘어설 때는 소변 중에 포도당이 새어 나오게 된다.

드문 경우이지만 사람에 따라서는 이 한계 수치가 낮은 탓에 혈당은 높지 않더라도 당뇨를 보이는 일이 있다. 이것이 앞서 말한 신성 당뇨이다. 이와는 반대로 혈당은 높은 데도 당뇨가 나타나지 않는 경우도있다.

따라서 요당이 나오는 경우에는 반드시 혈당을 검사하지 않으면 당뇨병의 여부를 진단할 수가 없다. 당뇨병의 치료 상태를 지켜보기 위해서는 요당뿐 아니라 정기적으로 혈당 검사도 하여야 한다.

고혈당증(高血糖症)

당뇨병의 현상 중에서 당뇨와 더불어 또 다른 현상이 고혈당증으로 즉 혈액속에서 포도당이 증가되는 것이다. 혈액속에 포함하고 있는 포도당 혈당은 공복 때에는 0.1%로 100mg/dl 정도 존재하고 있다. 평상시 간장에 비축되어진 글리코겐은 끊임없이 포도당으로 분해되면서 피를 통해 전신의 조직에 보내어진다. 전신 조직, 특히 근육 세포는 이 포도당을 이용해 에너지를 발생시키게 된다.

이렇게 볼 때 간장은 포도당을 공급(供給)하는 장소이고, 근육(筋肉)은 이것을 소비(消費)하는 장소라고 할 수 있다.

정상적인 사람들의 경우 포도당의 공급과 소비 균형이 잘 잡혀져 있어서 혈당은 항상 1%의 농도를 유지하게끔 되어 있다. 방금 식사를 한 경우 혈당은 일시적 현상으로 약간 상승하더라도 2시간이 지나게 되면 원상태로 돌아간다.

이에 비하여 당뇨병 환자는 공복 때 이미 혈당이 높았다든가 아니면 공복 때는 혈당이 정상이다가도 공복 후에 혈당치가 보통 사람마다 현저하게 높아지면서 원상태로 돌아가지 않는 것이 특징이다.

도대체 어떤 이유에서 이런 현상이 나타나는 것일까? 여기서 고혈당과 밀접한 관계를 갖고 있는 인슐린에 대하여 알아보아야 한다. 위(胃)의 후벽(後壁)에는 가로로 뻗어있는 가늘고 긴 장기가 있는데 이것이 췌장(膵臟) 이다.

췌장은 췌액이라는 소화액을 십이지장에 외분비하면서 인슐린을 만들어 혈액에 내분비하는 두 가지의 작용을 동시에 담당하고 있다.

인슐린을 생성하는 세포는 췌장 속에 작은 집단을 이루고 마치 섬처럼 흩어져 있다. 이것이 랑게르한스 섬이라 불리는 조직이다.

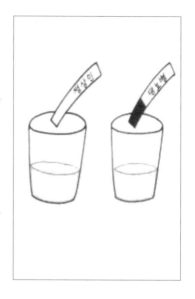

랑게르한스 섬의 세포는 혈액으고부터 아미노산의 공급을 받아 단백성 호르본의 인슐린을 혈액에 내분비함으로써 체내의 여러 조직에 공급한다.

만일 췌장에 이상이 생겨 작용할 수 없다거나 수술을 받아 이를 떼어내 곧 인슐린 부족의 증세, 즉 심한 당뇨병 증세가 나타난다. 이러한 인슐린은 끊임없이 생산되기도 하지만 또 필요로 하는 곳에서 소비 되어져야 한다.

당분 외에 어떤 영양소라도 혈액 속으로 들어가면 랑게르한스 섬의 인슐인 생산과 소비가 왕성해진다. 그러므로 과식은 랑게르한스 섬에 부담을 주고 당뇨병을 일으키는 원인도되므로 삼가해야 한다.

당뇨병에 당분만 아니라면 무엇이든 먹어도 상관없다고 생각하는 사람이 있으나 그것은 잘못된 생각이다. 랑게르한스 섬에 큰 무리를 주지 않기 위해서는 당분이나 지방질 또는 단백질등을 지나치게 섭취 하지 않는 것이 좋다.

 포도당의 대사를 비롯한 기타 다른 영양소 예를 들면 단백질이나 지방질의 대사가 몸안에서 이루어지기 위해서는 하수체나 갑상선 그리고 부신피질 호르몬들과 함께 췌장에서 분비되는 인슐린을 필요로 한다. 이때 인슐린의 기능이 저하되면 혈액속의 포도당이 근육 세포나 지방 세포 속에 스며들어가는 속도가 느려지게 되는데 이렇게 되면 혈당은 자연적으로 높아지게 된다.

 이로 인해 근육 세포가 포도당을 이용하여 에너지를 만들지 못하게 되면 지방 조직 안에 저장되었던 에너지가 분해 된다. 더불어 근육의 단백질도 분해되어 에너지를 방출하기도 한다. 이것이 당뇨병 특유의 대사 변화라고

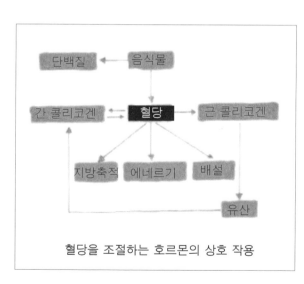

혈당을 조절하는 호르몬의 상호 작용

하여' 당뇨병적대사' 라고 부른다.

 간략하게 정리해 보면 인슐린의 기능이 부족함에 따라 혈당이 세포속으로 들어가는 속도가 늦어지게 되는데 여기서 고혈당증이 발병 하게되는 것이다 . 동시에 이것은 당뇨병 특유의 대사 변화가 일어난다는 것을 나타내기도 한다.

저혈당증(低血糖症)

 혈액 속의 포도당 즉 혈당은 공복시에는 항상 100cc 당00mg 내외의 농도를 유지하고 있으나 만약 이것이 100cc당 60mg 보다 낮아지게 되면 여러가지 신경 증세와 정신 증세가 일어난다. 이와 같은 상태가 저혈당증이다. 이 때에 혈당을 측정해 보면 현저하게 저하 되어있을 때 저 혈당증이 병으로서 문제가 되는것은 체내에 어떤 원인의 영향으로 자신도

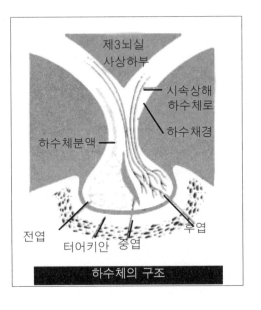

제3뇌실
사상하부

시속상해
하수체로

하수채경

하수체분액

전엽

터어키안 중엽

우엽

하수체의 구조

모르는 사이에 혈당이 낮아져서 여러가지 증세가 나타나는 경우이다. 이러한 저혈당증을 통틀어서 '특발성 저혈당증(特發性底血糖症)'이라고 한다.

특히 췌장의 강게르한스 섬에 종양이 생겨 인슐린의 생산 과잉이 일어나는 췌도세포(膵島細胞)의 선종(線腫)을 의미한다.

요컨대 인슐린이 부족한 상태에서 일어나는 병이 당뇨병이고 반대로 인슐린이 과잉된 상태에서 일어나는 병이 특발성 저혈당증이다.

저혈당증은 혈액 중의 포도당 농도가 필요한 양보다 모자라는 상태로 사람마다 다소 차이는 있으나 혈당이 지나치게 떨어지게되면 공복감 및 탈진과 더불어 땀이 나며, 견디기 힘든 허기증(虛飢症)이 일어난다. 뿐만 아니라 안면이 창백해지고 전신이 떨리며 상기 및 현기증도 일어난다.

더욱 심해지면 의식 장애가 나타나고 마침내는 혼수 상태가 일어나는데, 그대로 방치하면 혼수가 장시간 계속되어 결국 사망하게 된다.

이상과 같은 저혈당증 발작이 이른 아침의 공복시나 운동 후에 일어나면 선종 또는 체내에 어떤 이상이 있기 때문이고, 이와는 달리 식후 3~5시간에 일어나면 그것은 자율신경의 실조(失調) 때문이다.

저혈당증 증세가 나타 나면 원인을 규명 하기 에 앞서 우선 당분(糖 分)을 공급 해야한다. 경중의 경우에는 설탕 물이나 설탕이 가미된 쥬스 또는 당분이 들어 있는 식사를 취하도록 한다. 증세가 악화 되어 입으로 음식을 먹을 수 없는 경우에는 포도당

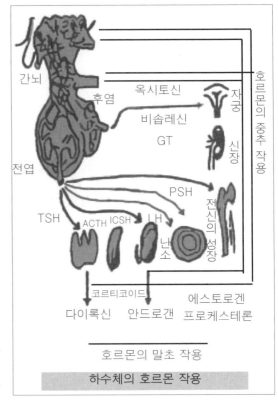

후엽 — 옥시토신 / 비습레신 / GT — 자궁 / 신장

간뇌

전엽

TSH ACTH ICSH LH PSH 난소 전신의 성장

코르티코이드
다이록신 안드로갠
에스토로겐 프로케스테론

호르몬의 중추 작용

호르몬의 말초 작용

하수체의 호르몬 작용

액을 정맥 안에 주사 해야 한다.

그런 다음 발병 원인을 정확하게 파악하여 그것에 적합한 합리적인 대 책을 모색한다.

예를 들어 간장 질환이라면 간장병에 대한 치료를 적극적으로 실시하 고 간장등의 장기에 질환이 없다면 발작을 일으키는 원인을 피하기 위 하여 정신적인 안정을 취해야 한다.

환자의 의식이 점차 흐려지면서 혼수 상태에 빠지거나 간질(癎疾)과 같은 발작 증세를 일으킬 때는 설탕물이나 꿀물 종류의 당질을 공급 해주면 우선은 회복이 된다.

그리고 만일 선종으로 인한 증세가 판정되면 되도록 빨리 수술해서 그 부분을 도려내야 한다. 저혈당증의 발작을 피하기 위해서 일반적으로 주의 해야할 점은 식사 시간을 일정하게 지킴과 동시에 차츰 그 횟수를 늘려 가는 것이다.

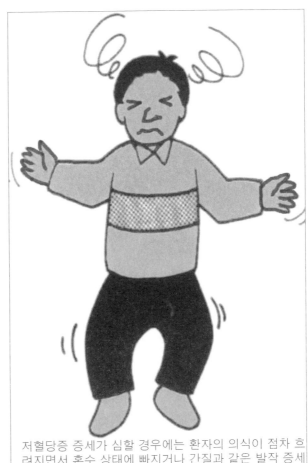

저혈당증 증세가 심할 경우에는 환자의 의식이 점차 흐려지면서 혼수 상태에 빠지거나 간질과 같은 발작 증세를 이르키게된다

이 밖에도 시력장애, 인슐린 저항증, 농양 및 감염증, 지방 위축, 지방 즈증식, 부종, 당뇨병 성산혈증 등으로 발전될 수 있다.

이 저혈당증은 인슐린을 너무 많이 맞거나 혈당 강하제를 많이 쓰게되면 발병 한다. 저혈당증은 인슐린 주사를 맞고 있는 환자에게 가장 흔히 나타나지만 경구 투약하는 사람에게도 나타나기 쉽다. 당뇨병이 없는 건강한 사람들도 가끔 저혈당증을 일으킨다.

예를 들어 아침을 거르고 점심까지 굶은 상태에서 일을하게 되면 흔히 약간의 두통을 느끼게 되는데 이것은 혈당이 내려 갔기 때문이다.

이와 같은 증상은 가벼운 것이어서 흔히 지나쳐 버리기 일쑤인데 후에 이 영향으로 인슐린 부족에서 오는 각종 질병과 함께 합병증의 원인이 된다.

우리가 흔히 당뇨병을 발견할 수 있는 당뇨와 고혈당증의 두가지를 통해서이다. 일반적인 당뇨병은 이두 가지의 확증이 없고서는 섣불리 확단(確斷)내리지 않는다.

우리 나라는 지난날 일제 치하나 6 . 25 전후와 같은 어려운 시기에는 당뇨병이 그리 많지 않았으나 오늘날에는 급격히 늘어 나고있다. 이것은 식생활이 점차 서구화가 되어 간다는 점에 그 영향이 큰데 생활이 윤

택해짐에 따라 노동 부족과 운동 부족 또 영양 공급에 있어서의 불균형

등이 그 원인으로 되고 있다.

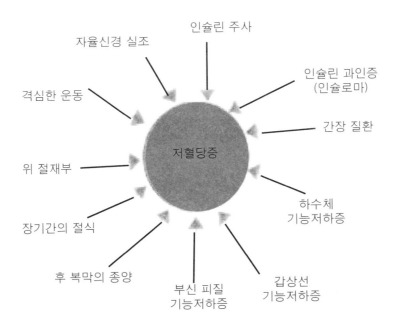

저혈당증을 이르키는 여러가지 원인들

당뇨병이 생기는 요소들

당뇨병은 이렇게 막는다

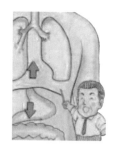

우리 나라만 보더라도 부유층이 하류층 보다는 많이 생기는 것으로 생각하여 얼마 전까지 당뇨병은 선진국에서 많이 생긴다고 하였으나 그것은 이제 옛말이 되었다.

당뇨병 환자의 상세하고 정확한 통계 숫자는 나와 있지 않지만 점점 그 수가 늘어나는 경향을 보이고 있는데 각 나라마다 약간 차이는 있겠으나 대개 국민 전체 인구의 2% 정도로 추산된다.

지난 날에는 당뇨병은 주로 40대 이후 장년층에서 발생한다고 해도 과언이 아닐 정도로 성인들에 한해서 주의를 필요로 하였다. 가장 원숙한 기량과 사회적 직위에서 황금 시기라고 할 수 있는 연령인 만큼 그 당사자가 당뇨병에 걸리게 되면 자신은 물론 직장과 가정에까지 그 영향이 크므로 의욕을 잃고 실의에 빠지는 일이 많았기 때문이다.

서양의 경우는 남성 보다 여성의 수치가 조금 더 높은 편이다. 한편 아직 우리나라는 정확한 자료는 없으나 보건복지부에서 발표한 것에 의하면 여성보다는 남성의 수치가 조금 높은 것으로 보고있다. 더구나 오늘 날에는 어린이에게도 발병하여 연령층을 정하는 것이 어렵게 되었지만 그래도 아직까지는 어린이 보다 장년층이 압도적으로 많다.

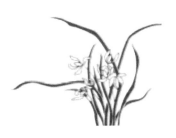

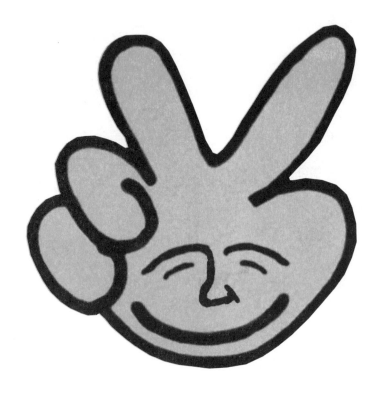

제3장
당뇨병의 분류

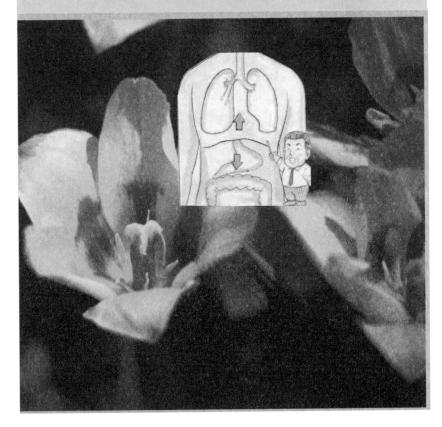

당뇨병의 분류

당뇨병은 이렇게 막는다

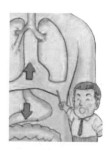

─제1유형과 제2유형

일반적으로 당뇨병에는 제1형 당뇨병과 제2형 당뇨병이 있다. 이 제1형 당뇨병은 연소형 당뇨병이고 제2형 당뇨병은 성인형 당뇨병이다. 제1형 당뇨병과 제2형 당뇨병은 서로 다른 유전적 결합에 의하여 발생된다.

제1형은 흔히 어린아이들에게 많이 나타나는데 이럴 때는 인슐린 주사 치료만이 가능하다. 당뇨병이 한 세대에서 다른 한 세대로 유전될때 일반적으로는 본래 그 부모가 갖고 있는 형태가 유전된다.

다시 말해 제1형 당뇨병을 가진 부모의 후손에게서는 제1형 당뇨가 나타나게 되고 나이가 들어 당뇨병이 나타난 부모의 후손에게서는 흔히 제2형 당뇨병이 나타나게 된다.

한편 제2 당뇨병은 나이가 많을수록 그리고 비만해질수록 병의 발생빈도(發生頻度)가 높으며, 제 1형 당뇨병과 비교해 볼 때 남자보다는여자의 경우에 훨씬 더 높게 나타난다.

당뇨병의 가족력에 의해서 아직 발병은 하지 않았으나 잠재성 당뇨(潛在性糖尿)가 있는 부부들은 제1형 당뇨병을 그들의 후손에게 물려줄 가능성에 대하여 미리 주의하지 않으면 안 된다.

현재까지 알려진 바에 의하면 제 2형의 당뇨병 가족력이 있었던 부모들의 후손에게서는 제1형 당뇨병 발생이 극히 드문 것으로 되어 있다.

때에 따라서 유해성 이하선염, 풍진, 콕사키 바이러스 등과 같은 바이러스 감염이 제1형 당뇨병의 발생과 관련이 있다. .그래서 당뇨병에 대한 감수성이 있는 어린이들중에는 바이러스 질환에 걸리기 전까지 당뇨병이 나타나지 않다가 감염 후에 갑자기 발병되는 경우도 있다.

제1형 당뇨병이 있는 사람들끼리 결혼했다고 가정할 때 자녀들이 제

1형 당뇨병에 걸릴 확률은 1/10 정도로 아주 높게 나타난다.

지금까지 밝혀진 사실을 정리해 볼 때 당뇨병 가족력이 있는 사람이당뇨병 가족력이 없는 건강인과 결혼할 경우 자녀들에게서 당뇨병이생길 확률은 1/100 정도이다.

그러므로 당뇨병 가족력이 있는 사람은 당뇨병 발생률이 높다는 사실을 유념하여 항상 건강에 주의해서 당뇨병 발병을 사전에 예방해야한다. 현재까지 당뇨병의 정확한 원인은 밝혀 내지 못하고 있지만 당뇨병은 대개 유전적 원인(遺傳的原因)과 환경적원인(環境的原因)의 두가지로 분류되고 있다.

─유전적 가족력

유전적 원인은 부모로부터 감수성을 물려 받았을 때 걸리기 쉽다. 당뇨병에 걸리기 쉬운 체질을 가지고 태어나는 사람이 있는데 그 체질이란 유전적 소질을 말한 예컨대 부모나 형제 또는 친척중에 당 남녀가 가진 각각의 염색체 24개(합 48개)가 결합함에 의하여 X와 Y라는 두 염색체의 속성이 결정되어 진다. 염색체는 각기 닮은 색깔을가지
는 부모의 혈당을 얼마나 많이 닮느냐에 따라 그 여부가 결정된다.

현재까지 밝혀진 사실들을 종합해 보면 당뇨병은 부모 중 어느 한쪽에 확률이 당연히 높다.

즉 당뇨병 가족력이 있는 자녀중에 당뇨병 환자가 많이 나타나며 일란성 쌍둥이의 경우 어느 한 사람이 당뇨병에 걸리면 현재 건강한 사람도 나중에 당뇨병에 걸릴 확률이 높은 것이다.

이와같이 당뇨병은 한가족 안에서 많이 발생하고 있는 만큼 유전은당뇨병 발생에 있어서 중요한 원인을 제공한다. 실제로 일란성 쌍생아의 경우 한 아이가 당뇨일 때 다른 아이도 당뇨가 될 가능성이 100%에 달한다고 할 수 있으니 유전을 부인할 수는 없다.

유전은 하나의 '유전자(遺傳子)' 라고 하는 DNA란 복잡한 화학물질에 의해서 이루어지는데 세포의 핵이라고 할 수 있는 염색체에서 발견할 수 있다.

따라서 부모가 검은색 머리카락을 가지고 있으면 아이 또한 검은색머리카락을 가지며 파란눈을 가졌으면 파란눈이 태어나게 된다.

그뿐만 아니라 색맹 (色盲), 백피증(白皮症), 정신병(精神病), 천식(喘息), 본태성고혈압(本態性高血壓) 같은 것도 유전으로 이루어진다.

이와같은 원칙에 따라 당뇨병도 유전이 되는데 당뇨병 환자의 자녀또는 어머니나 아버지의 가족 중 어느 한쪽과 관계가 있다는 것은 명백한 사실이다.

─당뇨병에 걸릴 확률

자녀들의 당뇨병 발생률은 부모 중의 한 사람이 당뇨병일 경우 자녀 나 자녀들 중에 두 명 이상의 당뇨병 환자가 있을 때 역시 2배이다.

그렇다면 당신이 당뇨병일 때 당신의 아이들에게 당뇨병이 유전될 확률은 과연 얼마나 될까?

이에 대해서는 많은 학자들의 의견이 분분하지만 대략 요약해 보면한 쪽 부모들의 형제 중에 당뇨병이 있는 경우 자녀들에게서 당뇨병이 나타날 확률은 1%이다

부모의 형제중 1명 이상의 당뇨병 환자가 있을 때 당뇨병에 나타날 확률은 2%이다. 부모가 모두 당뇨병이면 자녀들에게서 당뇨병이 나타날 확률은 적어도 2%가된다.

부계유전(夫系遺傳)과 모계유전(母系遺傳)에 있어서 아버지가 당뇨병 일 때 보다 어머니가 당뇨병일 때 당뇨병이 더 젊은 나이에 나타난다고 하는 설이 있으나 이것은 잘못된 말이다. 부모가 당뇨병인 경우 당뇨병

의 발생 연령은 당뇨병에 걸린 부모의 경우와는 전혀 상관이 없다.

 조상 중에 당뇨병이 있었던 사람이거나 아니면 그런 소질을 가졌던 사람이라면 당뇨병에 걸리기 쉽다. 이런 사람들은 항상 혈당치(血糖値)가 높아질 가능성이 충분히 있으므로 주의하지 않으면 안 된다.

 가령 사는 동안 당뇨가 나타나지 않았다고 하더라도 그 영향은 다음 세대에게 감수성을 전하게 된다. 당뇨병 환자가 아닌 사람이 그

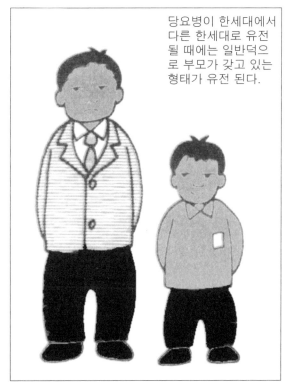

당요병이 한세대에서 다른 한세대로 유전될 때에는 일반덕으로 부모가 갖고 있는 형태가 유전 된다.

들의 부모나 형제 혹은 자녀들이 당뇨병이 있었다는 사실을 알게 되었을 때 환자의 나이가 많을수록 앞으로 당뇨병에 걸릴 위험 가능성은 높다.

그 밖에 당뇨병은 잠재성 당뇨(潛在性糖尿- 당장은 .당뇨병 증상이 없으나 언젠가 당뇨병이 걸릴 수 있는것)를 갖고 있는 부모의 친척으로부터 유전되기도 한다. 이것은 서로 다른 두 가자 특성의 유전인자를가지고 있을 때 , 특히 비만이나 당뇨와 같은 것은 더욱더 당뇨병의 확률이 높아진다.

그러나 유전적 소인을 가지고 있다 하더라도 각자의 건강관리에 따라 식생활에 대하여 신경을 쓰고 비만을 방지하는 등의 노력을 하면당뇨병 발생은 늦추어질 수 있고 드문 경우지만 전혀 발생하지 않을수도 있다.

당뇨병의 환경적인 요인

당뇨병은 이렇게 막는다

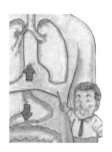

─당뇨병의 여러가지 영향 요소와 나이

나이

우리나라의 경우만 봐도 얼마 전까지 당뇨병은 대개 중년기 이후에많이 일어나서 특히 중년들에게 각별한 주의를 필요로 했지만 최근에이르러서는 어린이 당뇨병 발병률도 점차 증가하고 있다.

그것은 나이가 들어감에 따라 체내에 여러 기관의 기능이 쇠퇴하여 그

구실을 제대로 하지 못하는 데다가 동시에 환경의 영향을 많이 받기 때문이다.

이런 것이 원인이 되어 당대사도 나빠지고 당뇨병으로 발전하는 것이다. 일단 40세 이후에 체격이 비만으로 보여지면 당뇨로 추정해본다.

외상및수술

교통사고로 크게 다치거나 화상을 입었을 경우 또는 큰수술을 받고 난 후에 당뇨병이 발병되는 경우가 많다.

이와같이 신체적 스트레스나 충격을 받으면 이를 극복하기 위한 여러 가지 호르몬이 분비되어진다. 그러나 이들 호르몬은 인슐린과 서로 반대로 작용되는 경우가 대부분이다.

임신

당뇨병이 남자보다 여자에게서 많이 볼 수 있는 것은 임신과 관계가 깊다. 여성의 경우에 불임증의 원인이 당뇨병이란 것은 인슐린이 발견되기 전까지는 당연시되어 왔다. 사실 당뇨병 여성의 임신률은 정상적인 여성의 3~5% 라고한다.

당뇨병에 걸리면 남녀를 불문하고 장애를 일으키는데 임신 때 분비되는 여러 호르몬들은 인슐린의 작용을 억제하는 작용이 있으므로 이로인해 당뇨병의 소질이 있는 여자들은 발병하거나 악화되는 확률이 크다

여러번에 걸쳐 사산(死産)하거나 유산(流産) 또는 조산(早産)을 했거나 거대아를 낳는다든지 양수과다증(揚水過多症)을일으키는 임산부는 당뇨병이 발병할 확률이 높다.

일반적으로 임신 중에 혈당치가 올라가는 경향이 있으나 이것은 출산 후에 수치가 다시 정상으로 돌아오게 된다. 이와같은 체질적 특성은 본인의 당뇨병 발병 여부와는 달리 그 후손에게 이어지기 마련이다. 그러므로 당뇨병 소인이 있는 임산부는 각별히 주의하여 출산에대한 조절을 미리 예방 하여야 한다.

감염

당뇨병 환자가 여러 세균에 감염되기 쉬운 것은 당연하다. 합병증이없는 당뇨병 환자의 경우 혈당조절만 잘 한다면 병세는 건강한 사람과다를 바가 없다.

병세가 잘 낫지 않는다는 것은 혈액순환이 좋지 않을 때나 혈당 조절

(血糖調節)이 잘 안 될 때 국한되는 것이 다 .당뇨의 조절이 안될 때 균에 대한 몸의 저항이 저하되 는 것은 감염을 더 심각하게 만든다.

그러나 시대의 발달 과 더불어 다행히도 인슐린의 투여와 항 생제 개발의 성과 덕 분에 20~30년 전에

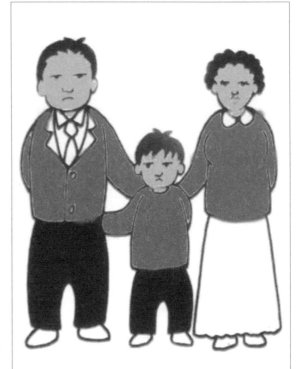

부모가 모두 당뇨병일 때에는 당뇨병 발생 위 험률은 두 배로 증가하게 된다.

당뇨병 환자의 수많은 생명을 앗아간 동창(凍瘡)은 근래에 이르러서는 보기 어렵게 되었다. 어찌되었건 당뇨병을 치료하는 목표 중의 하나는 혈당을 적절히 유지하게 함으로써 탐식세포(貪食細胞)의 가능을 회복 하는데 있다.

각종 세균및 바이러스 등 미생물에 감염되었을 때 체내에서 분비되는

호르몬은 인슐린 작용을 약화시키며 또한 인슐린 분비를 억제한다. 그 영향으로 건강한 사람에게서도 당뇨병이 발생할 수 있으며 당뇨병 환자는 더 악화되기도 한다.

최근 감기증세를 일으키는 바이러스 등에 콕사키 바이러스가 그 후유증으로 당뇨병의 소질이 있는 사람들 특히 어린이에게 당뇨병을 일으킬 수 있다는 사실이 밝혀진바 있다.

약물

부신피질 호르몬제 고혈압 치료제로 쓰이는 이뇨제(利尿劑)들은 혈당을 높이는 작용이 있다.

특히 부신피질 호르몬제는 각종 신경통 관절염 피부질환에 특효약으로 흔히 사용되고 있다. 이와같은 약물을 장기 투여하면 당뇨병을 유발하게 된다.

기타

그 밖에도 신경을 많이 쓰고 마음이 불편하며 늘 긴장상태에 있는 것도 당뇨에 좋지 않는 영향을 미친다. 또 각종 내분비성 질환이나 간장질환이 있으면 당대사에 장애가 있을 수가 있다.

 흔히 설탕이나 단음식을 많이 먹으면 당뇨병의 원인이 되는 것으로 잘 못 알고 있는 사람이 많은데 이것은 단음식을 많이 먹으면 뚱뚱해지기가 쉬워 비만해짐으로써 당뇨병의 발생과 간접적인 관계가 있을 수 있기 때문이지 단음식 때문이 아니다.

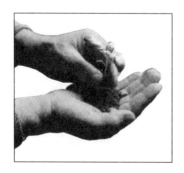

당뇨병의 분류 방법

당뇨병은 이렇게 막는다

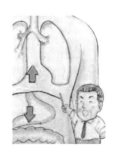

ㅡ병기별에 따른 분류

당뇨병은 유전적 소질에 환경인자가 첨가되어 방생(放生)하는 것이라고 할 수 있다. 인간이 창조되기 위한 수정(受精)의 순간부터 당뇨병이 발정(發程)하는 시점까지의 기간을 당뇨병의 준비상태라고 할 수 있는데 이 시기를 바로 전당뇨병(前糖尿病) 혹은 당뇨병전기(糖尿病前期)라고 한다.

현재로서는 이 시기를 진단하는 방법은 없다. 이와같은 당뇨병 전기에 있는 사람은 대충 보아서는 일반 사람과 조금도 다를 바 없다.

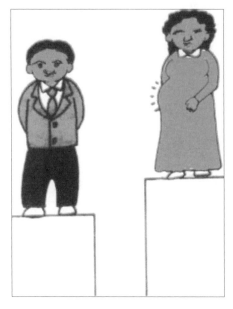

그러나 연구자료에 의하면 안저(眼底), 신장(腎臟) 콩팥, 피부(皮膚)등의 혈성 당뇨병(血性糖尿病)에서 볼 수 있는 혈관장애(血管障碍)같은 것을 발견할 수 있고, 그리고 포도당 부하시험(負荷試驗)때 혈중인슐린의 변동이 정상인과는 다르다는 것도 알 수 있다.

잠재성 화학적 당뇨병(潛在性 化學的 糖尿病)

당뇨병 전기에서 조금 더 진행하면 이 시기에 도달한다. 보통 포도당부하 시험에서는 정상적으로 나타나지만 부신피질 호르몬을 주사한후에는 이상이 나타나는 것으로 되어 있다. 종종 집단검진의 경우에 발견되는 경우가 많다.

현성 당뇨병 (現性 糖尿病)

질병이 더욱더 진행되면 특유한 자각증세를 나타내게 되는데 이것이 곧 우리가 임상에서 흔히 볼 수 있는 현성 당뇨병이다. 여기서는 여러가지 합병증을 볼 수가 있으며 보통 당뇨의 발병률은 40~50대 연령에서 최고일 수 있지만 이 소인을 가지고 태어나면 당뇨병을 반증할때까지 소요되는 기간이 40~50년 걸리게 된다.

─원인별(原因別)에따른분류

인슐린 의존형 당뇨병

이것은 과거의 어린이 당뇨병에서 흔히 볼 수 있었으며 케톤뇨를 잘나타낸다. 흔히 청소년에게 발생하나 어느 연령에서도 일어날 수 있는 가능성을 가지고 있다. 인슐린이 결핍되면 보충할 수 있는 인슐린처방을 필요로 한다.

인슐린 비의존형 당뇨병

일반적으로 40세 이후에 발병하나 이것 역시 어느 나이에서도 일어날수가 있다. 증상은 없을 수도 있고 나타나더라도 가벼우며 흔히 천천히 발생한다 주로 60~90%가 비만하나 감염(感染) 또는 경색(梗塞)과 같은 심한 스트레스의 경우를 제외하고 케톤뇨는 없다. 처방으로는 다이어트 식사운동 내복약외에 때때로 증상이나 공복혈당을 조절하기 위하여 인슐린이 필요할 수 있다.

이차성 당뇨병 (二次性 糖尿病)

췌 질환 내분질환 약물화학 제품등에 의해 나타날 수 있다. 이를 더 구체적으로 살펴보면 췌 질환에는 만성췌장염, 췌암, 췌절제 혈색소증등이 있고 내분질환에는 부신피질 기능항진, 갑상선 기능항진 ,말단비대증이 있으며 약물과 화학제품으로는 이뇨제스트레니드등이 있고 기타로는 인슐린 이상, 유전성 신경근육 증후군등이 있다.

임신성 당뇨병 (姙娠性糖尿病)

대부분의 여성들은 임신중에 처음으로 당뇨병이 발생하는 경우를 볼수가 있다.

내당능 장애(耐糖能 障碍)

이 자체로는 당뇨병 상태라고 보지 않는다. 내당능은 개선될 수도 있고 그대로 남을 수도 있으나 해마다 3% 가량이 당뇨병으로 진행되고있다.

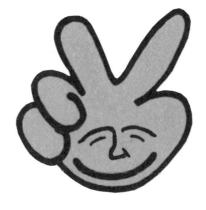

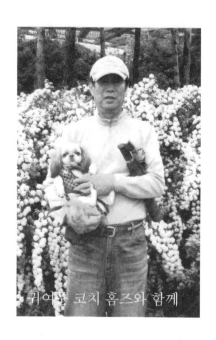

귀여운 코치 홈즈와 함께

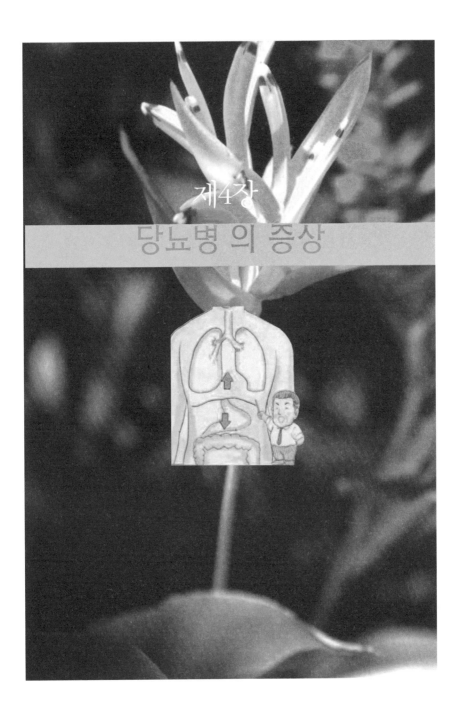

제4장
당뇨병의 증상

당뇨병의 증상 형태

당뇨병은 이렇게 막는다

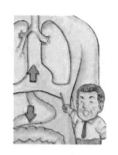

─당뇨병의 구분

당뇨병의 증상은 크게 다뇨(多尿), 다식(多食), 다음(多飮)을 비롯한구

갈가려움증, 피로감체중감소,시력장애, 감염성질환, 성욕감퇴, 신경염

거, 대아출산, 대사장애로 인한 당뇨병 등이 있다. 그럼 다음에서당뇨병

증상으로 나타나는 것을 더 구체적으로 살펴보기로 하자.

─대상 장애에 의한것들

다뇨(多尿)

하루에 보는 소변의 양이 지나치게 많은 것을 의미한다. 정상인의 배뇨 횟수는 하루에 4~6회이다. 사람에 따라 다르나 방광에 소변이 300~500ml쯤 고이게 되면 소변이 보고 싶어진다.

방광에 고여 있는 소변량은 각자의 체질에 따라 차이가 있으나 걱정할 것 없는 횟수의 증감은 적은 사람의 경우에는 3회, 많은 경우는 6~7회이다.

또한 배뇨는 정신상태에 따라서 달라지는데 시험이나 면접을 보기 전에 긴장하면 횟수가 일시적으로 많아진다. 횟수가 줄어드는 것은 마시는 수분 섭취량이 적을 때, 땀이 많이 났을 때 설사를 했을 때, 등인데 줄어든다 할지라도 최저 3회 정도이다.

하루의 소변량이 2L이상이 되면 이를 다뇨라고 한다. 이것도 수분섭취량 체내의 수분대사 상태에 따라 증감되는 것은 물론이다. 다뇨의 경우 소변은 투명하지만 방광염 등의 질환에 걸렸을 때는 탁해지는 수가 있다.

소변은 신장의 사구체라는 곳에서 하루에 50L쯤 만들어지는데 그것은 체중의 3배나 되는 양을 차지한다. 그러나 그 양의 8~99%는 신장 속에 있는 요세관(尿細管)에서 다시 흡수되기 때문에 소변은 농축되어 몸 밖으로 나온다.

이러한 재흡수에 의한 농축작용(濃縮作用)을 하는 것이 항이뇨 호르몬이다. 항이뇨 호르몬의 분비가 저하되면 사구체에서 생성된 소변은 충분한 농축을 하지 못한 상태에서 체외로 배설되어진다.

정상인의 하루 소변량은 기온 수분 섭취량 개인 등에 따라 다소 차이가 있으나 성인은 보통 1~15L 정도를 배설한다. 그러나 하수체 후엽에서 분비되는 항이뇨 호르몬이 감소되면 소변량은 현저하게 증가해서 하루 10L에 이르기도 하는데 이것이 요붕증(尿崩症)이다.

이 병에 걸리면 대개 하루 3,000ml 이상의 소변이 나오며 농도도 엷다. 배뇨가 있으며 취침한 다음에도 여러 차례 깨어 소변을 보게 된다.

이로 인해 목이 말라서 많은 양의 물을 마시게 되는데 요붕증 환자의 소변은 거의 색이 투명하다. 어린아이에게는 가끔 야뇨증(夜尿症)이 나타난다.

야뇨증은 자는 중에 배뇨의 조절이 불가능해져서 소변이 나오는 것을 말하는데 일반적으로 배뇨의 조절이 2세부터 가능해진다.

야뇨증 환자는 의외로 그 수가 많은데 대체로 사춘기가 되면 치유되 야뇨증은 자는 중에 배뇨의 조절이 불가능해져서 소변이 나오는 것을 말하는데 일반적으로 배뇨의 조절이 2세부더 가능해진다.

 야뇨중 환자는 의외로 그 수가 많은데 대체로 사춘기가 되면 치유되는 것이 일반적이다. 목마름이 심해져 물을 많이 마시는 현상이지만젖먹이의 경우는 스스로 물을 마실 수 없으므로 신체에 수분 부족을 초래하여 열이 나가도 한다.

 다뇨에 대해서는 항이뇨 호르몬이 효과적이나 근본적인 치료는 그 원인을 없애는 데 따라 다르다.

 예를 들어 하수체 후엽호르몬의 하나인 항이뇨 호르몬의 분비 부족에 의한 것을 하수체성 요붕증(下垂體性 尿崩症)이라 하는데. 이것은 부족한 호르몬제를 투여해서 치료한다. 만일 뇌에 종양이 생겨 그것이원인으로 적용하고 있다면 가능한 수술을 통해 제거한다.

 반면에 다뇨의 증세가 나타나면 대부분 구갈증이 수반되는데 신장병으로 인해 다뇨를 보이는 경우는 흔하지 않다. 이것은 항이뇨 호르몬으로도 효과가 없다.

 즉 하수체에는 항이뇨 호르몬 분비의 이상은 없지만 신장의 요세관이는 것이 일반적이다. 목마름이 심해져 물을 많이 마시는 현상이지만 젖먹이의 경우는 스스로 물을 마실 수 없으므로 신체에 수분부족을 초래하여 열이 나가도 한다.

다뇨에 대해서는 항이뇨 호르몬이 효과적이나 근본적인 치료는 그 원인을 없애는데 따라 다르다.

예를들어 하수체 후엽호르몬의 하나인 항이뇨 호르몬의 분비부족에의한 것을 하수체성 요붕증(下垂體性 尿崩症)이라 하는데 이것은 부족한 호르몬제를 투여해서 치료한다. 만일 뇌에 종양이 생겨 그것이원인으로 적용하고 있다면 가능한 수술을 통해 제거한다.

반면에 다뇨의 증세가 나타나면 대부분 구갈증이 수반되는데 신장병으로 인해 다뇨를 보이는 경우는 흔하지 않다. 이것은 항이뇨 호르몬으로도 효과가 없다.

즉 하수체에는 항이뇨 호르몬분비의 이상은 없지만 신장의 요세관이그것에 반응하지 않기때문에 생기는 신성요붕증(腎性尿崩症)이라는드문 질환이 그것이다.

이것은 거의 남성에게만 일어나며 병적 유전자가 성엄색체 위에 있는 열성유전에 의해서 유발한다. 이 병을 가진 채 임신을 해서 아기가태어나면 다뇨현상이 나타나는데 수분을 현저하게 빼앗기기 때문에 아기는 곧잘 젖을 달라고 보채게 마련이다.

당뇨병의 징후와 증상

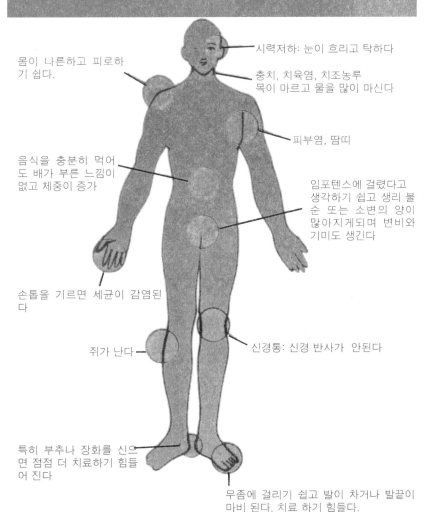

시력저하: 눈이 흐리고 탁하다

몸이 나른하고 피로하기 쉽다.

충치, 치육염, 치조농루
목이 마르고 물을 많이 마신다

피부염, 땀띠

음식을 충분히 먹어도 배가 부른 느낌이 없고 체중이 증가

임포텐스에 걸렸다고 생각하기 쉽고 생리 불순 또는 소변의 양이 많아지게되며 변비와 기미도 생긴다

손톱을 기르면 세균이 감염된다

쥐가 난다

신경통: 신경 반사가 안된다

특히 부추나 장화를 신으면 점점 더 치료하기 힘들어 진다

무좀에 걸리기 쉽고 발이 차거나 발끝이 마비 된다. 치료 하기 힘들다.

발열, 구토, 변비가 생기고 혈액 속에는 나트륨과 질소가 많아진다. 또 많은 양의 물을 주지 않으면 탈수현상으로 인해 사망하게 되므로 되도록 충분하게 물을 주고 단백질이 적은 우유를 마시게 해야 한다.

장애로 생기는 대상	합병증에 의한것	
다　　뇨	눈	시력 장애(망막증)
다　　식	신경	신경통, 지각이상
구　　갈	피부	부스럼, 가령움증
체 중 감 소	감염	폐렴, 질염, 종기
권태, 피로감	신장및,혈관 장애	동맥경화,고혈압 등

위축신(萎縮腎)의 초기 신성 요붕증의 경우에도 다뇨증세가 나타난 다. 신장질환이외의 경우로서 다뇨의 증세가 나타나는 때는 하수체성요붕증 당뇨병 및 부종 흉수(胸水), 복수(腹水)등의 회복기에 볼 수 있다.

자주 화장실에 가는 것을 ' 번요(繁尿)' 라고 하며 '다뇨(多尿)' 와 다소구별을 한다. 소변을 자주 본다 하더라도 분량이 많지 않으면 당뇨라고 볼 수 없다.

그러나 당뇨가 심해지면 한번의 소변에도 그 양이 많으며 , 또한 번요 증세도 있어 하루의 소변양이 자연히 증가하게 된다.

다식(多食)

섭취한 칼로리 중 소변에서 잃어버리는 칼로리를 빼면 생체의 신진대사(新陳代謝)를 유지할 수 없을 만큼 그 칼로리가 부족하게 되어 공복감(空腹感)이 생기면서 자꾸 먹게 된다.

이것이 다식(多食)인데 뚜렷하게 많이 먹지는 않지만 배고프다고 자주 호소하게 되는 것이다. 이미 이와같은 상태에 이르렀다는 것은 당뇨병이 상당히 진척되어 있는 상태를 의미한다.

구갈

갈증은 당뇨병의 대표적 증상에서 빼놓을 수 없는 것이다. 혈당이 높은 상태로 피 속에 포도당이 많아져 있다. 이렇게 되면 피의 농도가 짙어지면서 갈증을 느끼게 된다.

갈증으로 인해 체내에서 요구하는 수분의 분량도 증가함으로 자연히물을 많이 마시게 된다. 젊은이들에게는 이 구갈이 갑자기 나타나므로 예사롭게 생각하기 쉽다.

예를 들어 뚱뚱하기 때문에 목이 마른다든가 술을 먹어서 목이 탄다든가 아니면 운동 때문에 목마르다고 생각하면서 지나치게 되는 것이다.

하지만 한번 만으로 끝나는 것이 아니라 계속적으로 구갈을 느낄 때특

히 한밤중에 일어나 화장실에 갈 때 마다 물을 마시는 습관이 있다면 일

단 당뇨병으로 의심해서 검사를 받아 볼 필요가 있다. 만약 당뇨병으로

진단되었다면 상당히 진척된 것으로 알아야 한다.

체중 감소

환자가 섭취하는 당질은 에너지원이 되지 못한 채 소변으로 배출되고

만다. 대신 몸속의 지방및 단백질이 에너지원으로 소모되면서 체중이감

소하게 되고 따라서 몸이 허약하게 된다. 그뿐만 아니라 다뇨 현상에 의

해 조직의 탈수현상(脫水現狀)이 생김으로써 몸무게가 자연히 줄어 들

게 되는 것이다.

전신적 이상

뚜렷한 것 없이 어딘지 모르게 맥이 빠지고 기운이 없어진다. 모든 일

에 싫증을 느끼게 되고 매사에는 의욕을 잃어버리는 수가 많다. 손발을

움직이기 조차귀찮아 하고 자꾸 눕고 싶어 하면서 무기력해진다.

피로감이 초기에 가장 많이 나타나는 증세이다. 환자는 자주 피로하다거나 아니면 쇠약감을 느낀다거나 또는 일을 할 수가 없다, 두통이난다, 신경질이난다 등의 호소를 하게 된다.

환자 자신은 우울증에 걸린 것으로 오인하지만 원인은 피로감에서 오는 것이다. 당뇨병을 치료하게 되면 이외같은 증상은 저절로 없어지게 되어 있다.

성욕 감퇴

이른바 발기부전(임포텐츠)을 호소하는 사람 중에는 당뇨병 환자가 많다. 이것은 당뇨병이 발기(勃起)의 신경을 지배하는 기관에 장애를 일으키기 때문이다.

남성의 경우 인슐린 의존형 당뇨병 환자의 대부분이 미혼으로 그 주요한 원인이 발기부전에 있다고 한다면 젊은 남성에게 발기부전에 걸릴 확률은 확실히 높다고 말할 수 있다.

어떤 통계에서는 20~50세의 당뇨병 환자의 발기부전률은 40% 전후로 추계(推計)되고 있다. 성욕이 없다는 것도 발기부전의 하나라고 할수 있지만 이것은 발기에 대한 자신이 없어져 생기는 경우도 있다.

이처럼 단순히 심리적으로 자기가 발기부전(勃起不全)이라고 생각하는 사람이 더러 있기 때문에 반드시 당뇨병에서 발기부전이 온다고는 할 수없다.

부인과에서의 중상

혼하지는 않지만 부인과에서 생기는 것들이다. 산부인과 의사들은 다른 병을 치료하다가 당뇨병을 발견하는 경우가 의외로 많다.

특히 '캔디다증' 이라고 불려지는 곰팡이질의 감염이 심할때 혈당 검사를 해보면 당뇨병인 것이 드러나게 된다. 중세로는 국소(局所)가 심하게 가렵거나 분비물(分泌物)이 흐르는 수가 있다.

당뇨병인 여성은 거대아(巨大兒-태어날때 체중이 4Kg 이상)를 출산하는 일이 많으며 때로는 임신 말기에 태아가 사망하는 경우도 있다.

따라서 거대아를 출산한다거나 아니면 자주 사산을 되풀이하는 여성에 대해서는 당뇨병에 걸려 있는 것은 아닌지를 의심해 볼 필요가 있다.

─합병증에 의한것

눈의 이상

당뇨병 환자에 있어서 일시적으로 시력장애가 오는 경우를 흔히 볼수 있다.

혈당이 잘 조절되지 않던 환자들에게도 치료방법을 바꾸어 당조절이 잘되면 얼마동안 초점이 흐려지는 것을느낄 수 있다.

이것은 수정체 안의 체액 성분에 변화가 생겨 나타나는 일시적 현상으로 혈당의 갑작스러운 변화 때문에 일어나는 것이다.

초점이 흐려지는 현상은 당뇨가 다시 잘 조절되어 혈당치가 안정될때까지 며칠 혹은 수주일간 계속 보여질 수도 있다 . 눈을 감으면 괜찮으나 눈을 뜨면 이지러워 보여 눈뜨기가 어려워진다.

이것은 한쪽 눈의 근육이 마비되어 초점이 잘 맞지 않기 때문에 발생되는 것인데 3~6주가 지나면 그 증상이 나아지는 경우도 있다.

주로 시력장애로 인해 병원을 찾는 사람들중에서 당뇨병을 발견하는 경우가 의외로 많다. 어떤 당뇨환자들은 저혈당중이 나타날때도 일시적으로 초점이 흐려지는 것을 느끼게되는데 이 때는 자신이 현재 저혈당중 상태로 되어간다는 신호이다.

일반적으로 이와같은 현상은 일시적이고 정상으로 회복되는 것이기때문에 곧 바로 안경 도수를 바꿀 필요는 없다. 단 혈당이 조절되고 안정

될 때까지 한 두달은 기다리는 것이 좋다.

신경학적 이상

신경학적 소견들에 의한 당뇨병을 보면 신경이 초기 당뇨병으로 인해 다치는 경우가 있다. 이로인해 혈관 장애및 대사 장애로 인하여 신경계에 변화가 생겨서 여러가지 증세가 나타나게 된다.

다리 팔의 신경에 이상이 생겨 감각상 실수족냉증, 야간통증, 경련 등의 증상을 나타내는 반면에 피부 감각이 둔해진 결과 통증도 잘 모른 채 상처가 생기게 된다.

특히 발끝 부분 같은 곳은 혈액 순환이 나빠져 작은 상처도 크게 악화되어 잘 곪게 된다. 심한 경우에는 피부궤양 및 조직 괴사(壞死)가 생기기도 한다.

또 다른 사람의 살처럼 감각이 둔하고 찌릿찌릿하기도 하며 따갑거나 몸의 일부에 심한 통증을 느끼기도 한다. 이와같은 증세는 심하게되면 밤잠을 자지 못할 정도까지에 이른다. 그뿐만 아니라 자율신경계의 이상으로 비뇨 감현기증 변비설사 등의 증상이 나타난다.

이러한 신경성 증상은 당뇨병을 잘 조절하면 자연히 치유될 수 있으므로 식이요법(食餌療法)과 약물요법(藥物療法)을 병행함으로써 병의 증상을 개선시킬 수가 있다. 그러나 대개는 병이 오게된 후에야 알아차린다.

피부는 내장의 거울이다. 윗눈꺼풀 안쪽에 나타나는 황색종의 현상은 지질대사 이상을 알 수 있게 한다. 피부만큼 대사 상태를 잘 반영하는 장기는 없다.

걸리기 쉽거나 악화되기 쉬운 피부병 위에 당뇨병 특유의 피부병이 있다. 혈관장애와 관련 있는 것이 많고 병이 진행한 단계에서 나타난다.

당뇨병의 초기증상으로 흔한 것은 피부가 가려워지는 증세로 특히 음부나 항문주위에

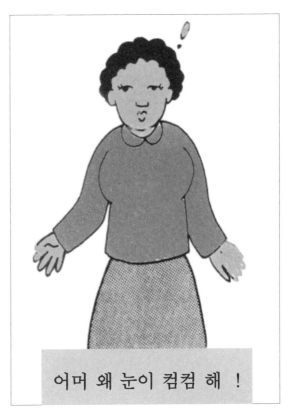

어머 왜 눈이 컴컴 해 !

잘 나타난다. 가려움증은 아주 심한 경우도 있으 며 피부의 농양(膿瘍) 고름집이 생기거나 등창(等瘡) 등이 잘 생기는 증상에서 오는데 이와같 은 고름집은 잘 낫지 않는 특성을 가지고 있다.

 얼굴 모세혈관의 확장이 원인이 되는 붉은 얼굴도 당뇨병 환자에게 는 흔히 볼 수 있고 눈꺼풀에 황색판이라고 부르는 편평한 부종이 나타나 는 경우도 있다.

 또한 등이나 엉덩이 무릎 팔꿈치 옆구리 등에 자주색의 반점이 생기는 경우도 있는데 좌우양쪽에 생기며 이것은 특히 혈액 중에 지방이나 콜 레스테롤이 많은 환자에게 두드러지게 나타난다.

 어떤 환자는 혈액 속의 지방질이 너무 많아져서 오래되면 피부에 조그 만하고 지방질로 가득찬 지방종(脂肪腫)을 나타내기도 한다.

 또 다른 환자의 경우는 피부가 건조하고 약해져서 오래되면 피부의일 부가 소실되는 당뇨성 지방괴사증(糖尿性脂肪愧死症)이란 증세가보여 지기도 한다.

 이런 것은 모두 당뇨병이 오래 진척되었을 때 나타나는데 얼른 보아서 는 햇볕에 탄 반점(斑點)과 같은 것이 보일 때도 있으며 치료된 후에도 색소 침착(沈着)이나 위축(萎縮)등의 흔적이 남는 경우도 있다.

화상을 당한 것 같은 수포가 발바닥, 발가락, 발뒤꿈치에 생기는 것은 당뇨병 성수포증이다. 대개 특별 난치료를 하지 않더라도 자연히 나아지는데 경우에 따라서는 회저족 병변의 유발 원인이 되므로 주의해야 한다.

피부병은 아니지만 근육이 위축해서 주름이 많아진 것으로 피부가 두드러지게 노화현상을 보이는 예도 있다. 이것은 인슐린의 작용 저하에서 포도당을 사용하지 않음으로써 근육의 단백질을 분해해 그것을 에너지로 삼고 있기 때문이다.

그 외의 치료에 사용되는 인슐린 주사의 적용으로 부종, 가려움등의 알레르기증상이나 주사후의 피부가 움푹 들어가는 기포 아트로피라고 부르는 변화가 일어난다.

감염성 질환

당뇨병에 걸리면 세균에 대하여 약해지기 마련이다. 그 때문에 다른질병에 감염되기가 쉽다. 흔히 피부감염으로 인해 종기가 생기기 쉬우며 여자의 경우는 생식기 부위감염으로 질염(膣炎)이나 음부소양증(陰部素養症) 증세가 나타난다.

뿐만 아니라 호흡기 감염으로 기관지염, 폐결핵 등이 발생하기도 하고 발에 생긴 상처는 잘 낫지 않고 악화되어 괴저(壞疽)가 되기 쉽다.

한편 증상이 급격하고 특징적으로 심하게 나타나는 경우도 있지만 당뇨병은 대개 서서히 발생하기 때문에 대부분 사람들이 물을 조금 더 먹는다든가 아니면 소변을 자주 보는지에 대해 신경을 쓰지 않으므로 자신 스스로가 당뇨병에 걸려 있다는 사실을 지나치고 있는 경우가 많다.

더군다나 피로감과 더불어 자신의 체중이 빠지는 등과 같은 실제 증상이 나타나도 자세하게 물어보기 전에는 지나치는 일이 흔하다.

증세가 없다 하더라도 40대 이후는 종종 병원에 가서 검사를 해 보는것이 좋다. 초기에 적절하게 예방하면 심각하게 발전될 여지가 있는합병증을 막을 수 있기 때문이다. 다시 말해 이것은 3대 영양소 중 당질 대사에 장애가 생겨 몸안에서 활용되지 못하고 다만 혈액 속에 고였다가 소변으로 빠져 나올 뿐이다.

한편 이런 대사장애가 심화 되어지면 당뇨병 성혼수(糖尿病性昏睡)라는 상황에 처하게 되면서 결국은 사망의 지경에 까지 이른다.

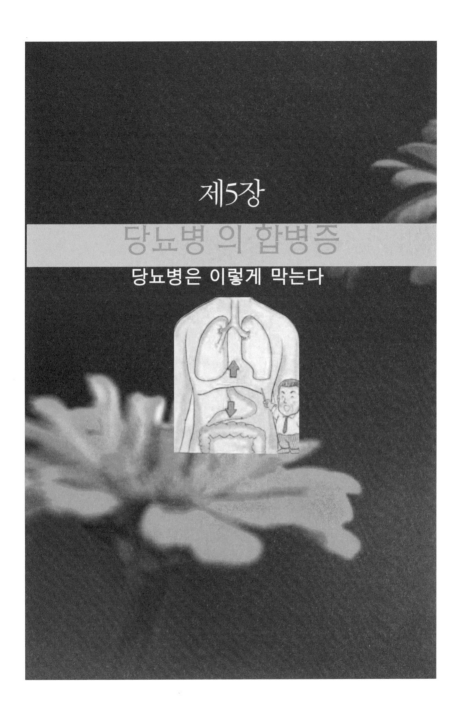

제5장

당뇨병의 합병증

당뇨병은 이렇게 막는다

당뇨병증 이란

당뇨병은 이렇게 막는다

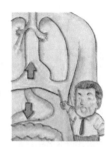

―합병증의 의미

당뇨병을 일컬어 위대한 모방자(模倣者)' 라고 하기도 한다. 이것은당뇨병이 몸의 전신기관에 침범하여 여러가지 문제를 유발시키는 동시에 여러 질병들과 함께 합병증을 만들기 때문이다.

당뇨병은 일종의 체질병(體質病)' 이라고 할 수가 있는데 췌장으로부터 분비되는 인슐인이라는 호르몬 작용이 부족하게 되면서 발생한다.

합병증은 또 다른 합병증을 낳게 되고 그러다 보면 치료할 기회를 놓치는 수가 많다. 보통 사람들은 당뇨병을 대수롭게 여기지 않는 사람이 있기도 하나 막상 합병증에 걸리고 보면 당뇨병이 얼마나 무서운것인가를 실감하게 된다.

이 시기에 따라 초기 합병증(初期合倂症), 급성합병증(急性合倂症), 또는 만성합병증(慢性合倂症) 등이라 한다. 이러한 합병증이 생기면당뇨병을 치료해야 하느냐 아니면 또 다른 합병증을 치료하느냐 하는 문제에 부딪치게 된다.

가벼운 초기합병증 같은 것은 당뇨병을 치료하면서 합병증을 치료 해도 낳겠지만 만성합병증이 되었을 때는 치료하기에도 어렵게 된다.

─합병증과 당뇨병성 혼수

당뇨병성혼수(糖尿病性昏睡)에는 두 가지 종류가 있다. 하나는 혈당이 지나치게 높아져서 일어나는 당뇨병성 혼수와 반대로 지난치게 낮아져서 의식을 잃는 저혈당증 발작이다.

몸은 상반되는 상태인데 '혼수' 라는 같은 증상 때문에 혼동하기 쉽 다. 당뇨병은 혈액 중의 포도당이 많아지는 병으로 따라서 당뇨병 환자가 저혈당증이 되는 경우는 드물다.

사실 인슐린이나 경구 혈당 강하제에 의한 치료가 이루어지기 이전은

저혈당증 발작이 없다. 하지만 저혈당증 발작은 인슐린 주사를 하거나

설퍼니요소계의 경구약을 먹고 있을 때에 한해서 일어난다. 사용법의

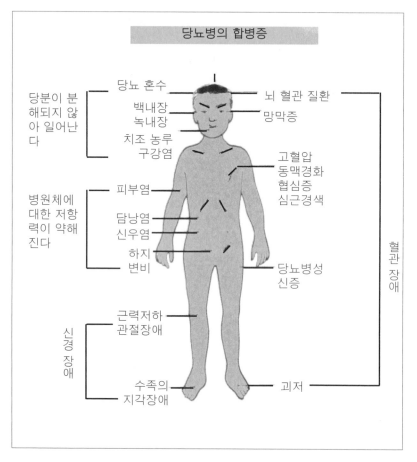

잘못으로 혈당을 지나치게 내리는 것이다.

보통 건강한 사람의 혈당은 80~120mg/dl 의 범위에서 변동하고 있다. 그것이 60mg/dl 이하로 내려가 20ml/dl 정도가 되면 혼수를 일으 키게 된다. 따라서 식사와 운동 요법만으로 조절하는 환자에게는 절대로 발생하지 않는다.

몸의 세포는 포도당을 받아들여서 그것을 에너지원으로 활동하고 있다. 그런데 단식 때문에 영양이 공급되지 않거나 격렬한 운동으로 많은 에너지를 소모하게 되면 혈액 등의 포도당이 감소한다.

그 상태로는 세포가 활동할 수 없으므로 간장에 저장되어 진글리코겐을 포도당으로 분해해서 그것을 혈액 중에 방출하여 낮아진 혈당을 그 상태로는 세포가 활동할 수 없으므로 간장에 저장되어 진글리코겐을 포도당으로 분해해서 그것을 혈액 중에 방출하여 낮아진 혈당을회복하는 구조로 되어있다.

이때 인슐린이나 경구제가 투여되면 인슐린이 포도당을 훨씬 더 줄게 하고 포도당을 방출하는 간장의 작용을 억제하기 때문에 혈당이 내려가게 된다.

혈당이 낮아지면 몸은 비축해 둔 중성지방을 지방산으로 분해하고 그것을 포도당으로 바꾸는 에너지원으로 삼는다. 또한 몸 조직을 만들고 있던 단백질도 아미노산으로 분해하기 시작한다.

그렇지만 뇌세포만은 다른 세포와 달리 포도당 이외의 에너지원으로사용할 수 없다. 더구나 뇌는 많은 에너지를 필요로 하는 부분이다. 뇌가 하루에 소비하는 열량은 약 500cal로 이것은 성인이 하루 동안 섭취 하는 칼로리의 1/5에서 1/4에 해당하는 것이다.

따라서 혈당이 조금이라도 낮아지면 뇌세포에 공급되는 에너지가 부족하게 된다. 간장은 단백질의 아미노산으로 포도당을 만들기 시작하지만 충분하지가 않다. 이렇게 되면 뇌의 활동은 멈추게 되고 그것이

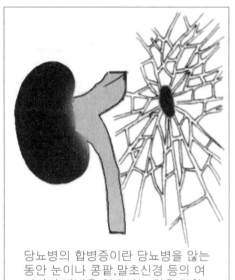

당뇨병의 합병증이란 당뇨병을 않는 동안 눈이나 콩팥,말초신경 등의 여러가지 발병을 일으키는 것을 말함

저혈당중 발작의 혼수이다. 이러한 저혈당중 발작과 당뇨병 성혼수는 합병증의 원인이 되고 혈당 조절이 나쁠수록 합병증은 빨리 찾아온다. 이 말은 만성 합병증에서는 근거가 미비하다고 할 수 있지만 급성 합병증에 대해서는 아주 당연하다.

수많은 환자를 조사해 본 결과 대개 합병증은 혈당 조절이 잘 된 사람들이 잘 안된 사람들보다 적게 발생하거나 늦게 나타났다.

또 식이요법을 규칙적으로 하지 않으면서 하루 한 번 인슐린을 맞던환자들은 하루 여러번 인슐린을 맞고 식이요법을 잘했던 환자들에 비해 6~7배의 망막증과 신장의 합병증을 보였다. 이 역시 당조절이 잘 되었기 때문이다.

─합병증과 단백질

혈당이 높으면 혈당과 비슷한 당분이 눈의 렌즈에 쌓인다. 이런 것이합병증의 일부 원리로 포도당은 단백질과 결합하여 단백질을 변성시킨다.

우리 몸의 기초 성분인 단백질이 달라지면 그 기능도 같이 달라진다.예를들어 적혈구 안에 산소를 운반하는 헤모글로빈이라는 단백질은 포도당에 반응하여 헤모글로빈 에이원으로 되는데, 이것은 산소 운반능력이 좋지 않다.

이 헤모글로빈에이원은 생기는 속도가 비교적 느려서 혈당의 변화에따라 쉽게 변하지 않기 때문에 한 달 동안의 평균 활동치를 알려준다.

이렇게 포도당이 단백질을 변성시키는 것은 헤모글로빈뿐만 아니라 눈의 렌즈 신장의 기저막, 혈액 속의 알부민 등의 모든 단백질에서도 같다.

혈당이 높아지면 백혈구의 기능을 저하시키기도 하지만 당뇨병의 합병증은 꼭 혈당이 높다고만 설명힐 수는 없다.

흔히 콜레스테롤이나 다른 지방질이 혈액 속에 많아지면 심장질환이나 동맥경화증을 초래하게 된다. 합병증으로 연관되어지는 것 중에서신장(腎臟)이라고 하는 콩팥이 상하면 만성신염(慢性腎炎)을 일으키고 담백뇨(淡白尿)가 나오며 부종(浮腫)이 생기게 된다.

이것이 후에는 요독증을 일으켜 사망으로 이어지기도 한다. 그뿐만아니라 전신의 신경통과 같은 통증을 병발하기도 하고 저림증상이나신경성 증세도 나타난다.

이밖에도 세균에 대한 저항을 떨어뜨려 여러가지 감염증(感染症)이라 할 수 있는 부스럼, 종처(腫處), 질염(膣炎) 혹은 폐결핵(肺結核)과 같은 병에 걸리기 쉽다.

당뇨병의 합병증 종류

당뇨병은 이렇게 막는다

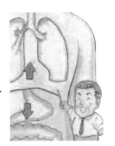

━동맥경화(動脈硬化)

당뇨병은 '혈관의 병'이라고 할 만큼 각종의 혈관장애를 불러 일으킨다. 혈관장애의 진행은 만성적으로 일어나는 부분에 따라서 종류로 크게 나누는데 중심적인 혈관의 장애인 동맥경화와 말단의 작은 혈관에 장애가 일어나는 세소 혈관 장애이다.

동맥경화는 문자 그대로 동맥의 벽이 탄력성을 잃고 굳어지고 비후(肥

厚)해 지면서 혈관의 내강(內腔)이 좁아지는 것으로 동맥경화의 병변을 죽상경화(粥狀硬化)라고도 한다.

이러한 동맥의 변화에 중심이 되는 것은 동맥벽의 지방질 특히 콜레스테롤의 침착(沈着)이다. 동맥의 벽은 내막(內膜), 중막(中膜),외막(外 膜)의 3층으로 이루어져 있는데 지방이 뭉치는 것은 내박 부분이다.

지방이 침착되어진 장소는 동맥의 내막 안쪽에서 보면 약간 솟아나있는 곳으로 조그맣고 하얀 반점(斑點)으로 보이는데 병이 진행되면그것이 점점 큰 황백색의 구릉(丘陵) 모양으로 높아지고 주위에 섬유조직이 붙어 벽전체가 두꺼워지는 동시에 단단해진다.

그리고 한편에서는 섬유조직이 중막속에도 들어가 구성 성분인 탄력섬유나 근육을 파괴하고 내막에 솟아난 병소(病巢)는 터져서 궤양의상태가 된다.

그래서 원래 평평하고 매끄러운 동맥의 내면은 우툴두툴한 상태가 되어 마치 상처가 난 듯하다. 병소 속에 있는 지방의 덩어리를 잘라보면 비지나 약간 되게 끓인 오도밀처럼 보인다.

동맥경화는 대동맥이나 가느다란 동맥의 가지에도 일어나는데 일반적인 증세로는 동맥의 탄력성을 잃어버린다. 또 동맥벽의 저항력이 약해져서 혈류의 압력 때문에 부풀어 오르거나 터지기 쉬워진다. 따라서 동맥내면의 매끄러움이 상실되기 때문에 혈전(血栓)이 형성되기 쉽고 동맥벽이 두꺼워짐에 따라 내장(內臟)이 좁아지게 되는 것이다.

동맥경화는 노화현상의 일종으로 당뇨병이 아니라도 일어날 수 있다. 나이가 들어감에 따라 혈관도 탄력을 차츰 잃어가게 되는데 당뇨병을 가진 사람의 경우는 그 노화 속도가 건강한 사람에 비해 평균 10년 이상이나 빠르게 진행한다.

동맥은 심장으로부터 나와 몸의 각 부로 새로운 혈액을 운반하는 가장 중요한 혈관이다. 그 혈관의 안쪽에 콜레스테롤 등이 붙음으로써 혈류를 방해하거나 파괴하는데 이와같은 장애때문에 일어나는 것이협신증 심근경색 그리고 뇌경색이다.

회저(懷疽)

이것은 혈액순환 장애로 인해 영양을 얻을 수 없게 된 일부 조직에서일어난다. 상처나 염증이 치료되기 어렵고 심한 경우 혈액이 닿지 않는 조직은 죽어 썩어가기 시작한다.

당뇨병의 경우는 다리 혈관이 막혀서 산소나 영양이 부족한 발가락무릎에서 흔히 볼 수 있다. 더구나 면역력이 약해져서 피부병이나 피부염에 걸리기 쉬워져 있기 때문에 심해지는 경우가 많다. 극한 경우다리 절단의 사태에 까지 이를 수 있다.

당뇨병에 동맥경화가 발병하면 혈당의 조절이 흐트러지기 쉬우며 당뇨병 자체도 더욱 악화시킨다. 따라서 식사에서도 설탕, 소금 콜레스테롤이 높은 것은 피한다.

그래서 동맥경화에 빠진 동맥의 지배 영역에는 상대적 또는 절대적인 국소 순환장애가 일어날 위험성 높다. 동맥경화가 생기는 과정 및 그 원인에는 연령 혈 압동맥벽의 성질대사의 상태 등의 여러가지 요소가 관계한다.

一고혈압

당뇨병 환자에 있어서 합병증으로 고혈압이 발병되는 경우가 많다.당뇨병에서 고혈압이 생기는 원인은 고지방 혈증동맥 경화증 등으로인해 혈관 장애가 발생하기 때문이다.

비만 또한 고혈압의 원인이 되므로 심장 혈관에 부담을 주지 말아야 한다. 당뇨병 때문에 신장(腎臟)이 나빠지는 경우도 있다. 당뇨병이 진행

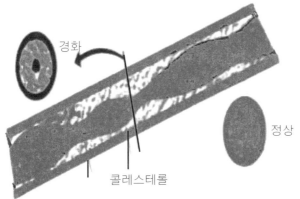

경화

정상

콜레스테롤

동맥경화: 동맥경화는 대개 혈관 내막에 지방(콜레스테롤)이 붙어서 생기는 것으로 이로 인해 협심증, 심근경색, 뇌경색이 발생한다

될수록 발병률이 증가되므로 식이요법과 약물요법을 겸한 조절이 필수이다.

ㅡ세소 혈관장애

혈관은 말단의 각 기관에서는 매우 작아져서 몸의 어떤 부분에도 빠짐없이 들어가고 있다. 그 작은 혈관이 혈액 중의 포도당 과잉때문에변성 되는 것이 세소혈관장애이다.

당뇨병이란 혈액 중의 당이 너무 많아지는 것으로 세소 혈관을 만들고 있는 세포는 보통 때보다 더 많이 포도당을 받아들이게 된다.

이렇게 해서 남은 포도당이 세포 내의 단백질과 결합해서 혈관세포를

변질시켜 버린다. 또한 알도스 환원효소라고 불리는 세포 내의 효 소가 포도당에 반응해서 솔비틀이라고 하는 물질을 만들어 낸다.

세 포 속에 솔비틀이 보이게 되면 혈관을 변질시키는 또 하나의 원인이 되는 것이다.

신장에서 가장 중요한 사구체나 눈의 망막은 특히 이 영향을 받기 쉽 다. 사구체나 망막에는 상당히 많은 수의 세소 혈관으로 둘러싸여 있는 데 이것은 다른 조직과는 달리 인슐린의 도움을 받지 않고도 포도당을 세포에 받아들일 수 있다.

一안구경막증(眼球網膜症)

시력 장애를 일으키는 원인 중에서 가장 곤란한 것이 망막에서 일어나 는 변화라고 할 수가 있다. 망막이란 눈의 가장 깊은 곳에 위치하고있어 서 카메라에 비유하면 필름 역할을 한다.

여기에 출혈이 생기면 시력이 떨어지고 시력 장애가 와서 치료가 불가 능한 경우 말고도 안경의 도수가 맞지 않는 경우가 있다. 망막의 손상 망막중은 당뇨병으로 오는 눈의 합병중 중에서 무서운 것이다.

망막중의 초기는 세소 혈관의 일부에 작은 혹이 생긴다. 혈관류라고불리는 혹이 차츰 늘어나서 희미한 출혈을 볼 수 있게 된다. 이 단계에서는 시력 장애가 적으므로 혈당을 적당하게 조절하면 회복도 충분히 가능하다.

그러나 심해질수록 망막의 조그만 혈관들이 약해지고 혈관을 바쳐 주는 기저막이 두꺼워지며 혈청(血淸)이 잘 새게된다. 즉 혈관 자체가 약해지는 데다가 이 혈관을 받치는 기저막까지 화학적 변화를 일으키게 되는 것이다.

더 뚜렷한 변화는 세동맥암이다. 이것은 풍선의 일부가 약할 때 튀어나오는 것과 유사하게 혈관의 한 쪽 벽이 공처럼 부풀어 오르는 것이다. 이렇게 튀어나온 곳에서 혈관들이 약해지고 이를 받쳐주는 혈청이 쉽게 새어 나오게 된다.

위험한 것은 건강한 망막에 없었던 혈관들이 새로 생겨나는것으로 이 혈관들이 아주 약하기 때문에 심각하게 본다. 이같이 신생혈관(新生血管)이 생겨나면 '증식성망막증(*增殖性網膜症)을 가져온다.

여기서 출혈을 자주 일으키게 되는데 이 출혈이 중요한 부분에 발생하게 되면 시력 장애가 오는 것이다. 일단 여기까지 오면 치료가 곤란하다.

일반적으로 혈관이 새로 생겨나는 것은 망막에 잘 가던 혈액이 당뇨병으로 인해 혈액 순환에 장애를 받음으로써 눈이 나빠지게 된다. 이새로운 혈관들은 너무 연약하여 터지기 쉬운데다 자주 출혈을 하게 되어 얻는것 보다는 잃는 것이 더 많다.

만약 이 출혈이 망막 안에서 국한되지 않고 초자체 안으로 터지게 되면 혼탁해져서 빛의 통과를 방해하여 시력이 갑자기 떨어지게 된다.

통계적으로 보면 이와같은 환자의 30%는 시력이 더 나빠지는 것으로 나타났다. 당뇨병으로 15년 가량 고생하면 18%의 망막이 손상되고 그후로 계속 지속되면 배에 해당하는 시력이 나빠진다.

망막에 영양분을 주는 미세혈관이 손상이 되는 것은 새는 것과 막히는 것의 두 가지로 보는데 다행히 조금 샌다면 흡수가 되어 시력은 그대로 유지될 수 있다.

그렇지 않을 경우 시력이 나빠지다가 안저출혈(眼底出血)과 삼출성(滲出性) 변화가 반복되면 실명하기가 일쑤이다. 혈당이 올라가면 눈의 조절에 장애가 생기게 된다.

당뇨병의 치류를 소홀히 하면 안저의 망막동맥에 작은 혹이 생기고이것이 후에 출혈을 일으키게 되는데 눈의 황안부라고 하는 곳에 발생하면 시력장애가 온다. 그밖에 백내장도 당뇨병의 원인이라고 볼 수 있다.

망막증의 치료

10년 이상의 당뇨병 환자의 경우에는 거의 1/2에게서 망막증이 발견된다. 혈당 조절이 나쁠수록 증식형(增殖形)이 많고 좋은 경우에 비해 4배의 발생률이라고 하는 통계도 있다.

따라서 환자는 혈당의 올바른 조절을 주의하는 것은 물론 망막증 조기발견을 위해 6개월에 한번씩은 반드시 안저 검사를 받도록 한다. 오늘날에 와서는 레이저 치료의 발달로 인해 망막증 치료에 많은 도움을 주고 있다.

이 레이저(광응고) 종류에는 제논(Xenon) 레이저, 알콘(Argon)레이저, 루비(Ruby) 레이저가 있는데 이것을 이용하되 주로 망막을 향해 사용하도록 되어 있다.

최근에 많이 사용되고 있는 것이 알콘 레이저이다. 이것 말고도 초자테제거술이 있는데 이것은 청공기와 흡입기가 붙어 있는 장치를 이용하여 안구를 자르고 들어가서 혈액으로 물든 초자체를 제거한 후공기나 생리식 염수로 다시 채우는 수술이다. 성공률은 60~70%에 달한다.

이 외에도 뇌하수체 전엽 호르몬인 성장 호르몬이 당뇨병을 악화시키는 원인이 된다고 하여 이 뇌하수체를 망가뜨리는 수술이 있다. 물론 방사선으로도 파괴할 수 있으나 근래는 코를 통해 직접적으로 파괴하는 방법을 이용하고 있다.

이렇게 수술을 하고 나면 인슐린의 요구량이 줄어들어 시력이 좋아진다. 때때로 완전히 좋아지지 않는 사람도 있으나 최소 한 더 이상 나빠지지는 않는다.

그러나 이 수술을 권하지 않는 것은 뇌하수체 호르몬을 파괴하게 되면 갑상성 호르몬 코티손 성호르몬 같은 것을 계속 보충해야 한다는 단점이 있기 때문이다.

눈이 나빠져 시력을 잃게 되는 것은 당뇨병이 있는 사람으로서는 큰걱정이 아닐 수가 없다. 당뇨병일 때는 아주 작고 가느다란 혈관이 손상되는 일도 있는데 이렇게 되면 눈의 망막혈관이 상하게 되어 자연히 시력을 나쁘게도 하지만 심하면 퇴행성(退行性) 변화로 실명(失明)을 가져오는 경우도 종종 있기 때문이다.

시력이 점차 떨어지는 것은 사실이나 어느 한계에 이르러서는 더 이상 나빠지지 않는 경우도 있다. 통계적으로 보면 완전 실명하는 경우는 5%

에 불과하므로 조기 발견과 치료를 한다면 실명에까지는 미치지않을 것이다. 이 병은 완치가 불가능하나 당뇨에 대한 상식을 알고 지속적으로 치료한다면 미연에 방지할 수 있다.

一치조농루증(齒槽膿漏症)

치주병에는 여러종류가 있으나 거의 대부분은 치은염과 치조농루증으로 나타난다. 이것은 구강의 병중에서 충치와 함께 많이 볼 수 있는것이긴 하나 충치와 비교하면 여러가지 다른 점이 있다.

충치는 어릴때 많이 걸리지만 치주병은 나이가 들수록 늘어난다. 우리나라의 경우 치조농루증은 10대에 시작되어 점차 늘어나 30대까지는 40% 정도가 되는데 40대에서는 60%, 60대 이상은 80%가 걸린다.

치조농루증은 먼저 치은염에서 시작된다. 치은염이 되면 치육이 빨갛게 부어 오르고 칫솔질을 한다든가 사과를 먹을 때 피가 나오나 통증은 거의 없다.

치은염을 치료하지 않고 방치해 두면 이에서 치육(齒肉)이 멀어져 그사이에 틈이 생기고 거기서 고름이 나오게 된다. 이 증세에 이르면 타액은 끈적끈적하고 고약한 맛이 나며 구취(口臭)가 난다. 특히 아침에일어났을 때 입안이 끈적 끈적하다.

이러한 정도이면 치조농루증이 확실하다. 여기서 소홀히 하면 치아가 점점 흔들리기 시작하고 딱딱한 것을 씹을 수 없게 되며 치아가 움직이는 것을 느낄 수 있다.

치육은 염증이 진행됨에 따라서 건강한 분홍색이 검붉거나 적자색으로 색깔이 변하는 동시에 치열 역시 흐트러지면서 매우 흉하게 되어버린다.

즉 치조농루증은 환자도 모르는 사이에 시작되어 서서히 진행되며 통증이 없으므로 병이라는 것을 발견했을 때는 이미 증세가 심해진 경우가 대분분이다.

세 가지 주요 원인

1. 충치와 마찬가지로 치근의 밑쪽이나 치아와 치아 사이에 끼는 세균에 의해 생긴다. 이런 경우는 세균이 만드는 독소나 효소가 치육의 상피로 부터 파고 들어가 치은염을 일으키고 이로 인해 치육과 치아 사이가 벌어져서 틈이 생기는데 그 속에 고름이 고이게 된다. 이것이 즉치조농루증이다.

틈 속은 세균으로 인해 다량의 독소와 효소를 방출하기 때문에 염증은 점점 심해지고 치육, 치근막, 치조골 등을 파괴하기에 이른다.

틈이 깊어져서 고름이 생기고 치아가 움직이며 뢴트겐 사진으로 치조골의 흡수가 보이는 것은 그러한 염증에 의해 파괴되었기 때문이다.

병을 진전시키는 것은 세균에 의한 직접적인 영향이지만 간접적으로는 치태와 치태 속에 석회가 침착하여 생기는 치석이 큰 작용을 한다.

이외의 간접적인 원인으로는 치열이 나쁘다든지 금니나 브리지가 제대로 맞지 않다든지 충전(充塡)이 삐어져 나왔다든지 음식물이 잇새에 끼여 치태가 끼기 쉬워지는것 등이 있다. 또는 입으로 호흡하는 경우 치육이 건조해서 염증을 일으키기 쉬운 것도 원인이 된다.

그러나 이러한 간접적인 원인 중에서 무엇보다 큰 원인이 되는 것은치태가 끼게 되는 일이므로 칫솔질을 한다든지 입을 닦는다든지 해서구강을 청결하게 한다.

2. 치열은 정도의 차는 있겠으나 전체의 치아 중에서 몇개 만은 비틀어졌다든지 기울어져 있고 윗니와 아랫니의 맞물기에도 어느 한 부분은 어긋나는 것이 일반적이다.

이를테면 아랫턱의 제1 대구치(大臼齒)는 충치가 되기 쉽고 더구나 치료가 늦어지면서 빠지는 경우가 많다. 빠진 자리를 그냥 내버려 두면 옆의 제2 소구치와 제2 대구치가 양쪽에서 기울게 되면서 그 이웃치아들도 기울어진다.

그 결과 빠진 쪽의 아랫턱 치열이 일그러져서 상대가 되는 윗 턱치아와의 맞물기가 어렵게 된다. 맞물기가 어렵게되면 음식물을 씹을 때 치아에 미치는 힘이 어떤 것에는 강하게 또 다른 것에는 약하게 작용한다.

이것이 오래 지속되면 힘을 강하게 받은 치아의 치주 조직은 점점 약해져서 나중에는 치아 전체가 움직이게 된다 . 즉 치아의 맞물기가 나쁜 것이 치조농루증을 일으키는 원인이 되는 것이다.

맞물기의 이상은 대부분이 선천적이다. 비뚤어진 치아 치아의 기울기 이외에도 몇개의 치아가 한꺼번에 생기는 난생치(亂生齒), 턱뼈 발육의 부진으로 빚어지는 윗턱 앞니의 뻐드렁니 아래 턱 앞니 앞에 튀어나와 있는 내민 입 따위가 그것이다.

후천적으로 생기는 맞물기의 이상에는 어떤 치아가 빠진 채로 있을때 특히 구치가 빠져 앞니만 남았을 경우 너무 높은 브리지나 의치 외상 등으로 턱뼈 골절이 생겨 상하의 맞물기가 어긋난 경우 등이 있다.

그밖에 맞물기는 정상이라 할지라도 직업이나 나쁜 버릇 때문에 치아에 가중되는 힘이 치주 조직을 지탱하는 한도를 벗어날 때 치주 조직은 파괴 되어진다.

어떤 치아가 맞물리는 치아를 잃어버리면 음식물을 씹는 일이 제대로 되지 않기 때문에 그 치아는 뻗어나와서 뿌리가 얕아지며 치주 조직은 퇴화해서 저항력이 약해지고 그 영향으로 치조농루증에 걸리기 쉬워진다.

선천적으로 앞니가 맞물이지 못하고 아래 윗니가 벌어진 채로 되어있는 것을 개구(開口)라고 부르는데 그때에도 똑같은 증상이 생긴다. 또한 개구는 입술을 완전히 다물지 못하기 때문에 입으로 호흡하는 습관이 생겨 치육에 염증이 생기기 쉽다.

맞물기의 이상과는 달리 치아가 기울거나 비뚤어지는 수가 있다.원래 치열이 고르게 유지되는 것은 치아와 치아의 맞물기가 좋은 뿐아니라 치아를 안쪽에서 바깥쪽으로 밀어주는 혀의 힘과 바깥쪽에서 안쪽으로 밀어주는 입술 근육의 힘이 서로 균형을 이루기 때문이다.

개구인 경우나 혀에 이상이 심하게 생겼을 때에는 앞니가 곧잘 밀려나와 뻐드렁니가 되어 치아의 사이가 벌어진다. 이렇듯 맞물기의 이상으로 인해 생기는 병을 일컬어 교합성 외상(咬合性外傷)이라고 한다.

염증이나 교합성 외상은 제각기 일어나는 증상이지만 양쪽이 합병해서 중증 또는 심한 치조농루증이 되면 어느 쪽이 원인인지 알 수 없게된다.

3. 전신성의 원인은 직접 유발시키는 일은 없지만 치주 조직의 저항력을 약화시켜 치조농루증에 걸리기 쉽게 하며 또한 한번 걸린 치조농루증을 진전시키는 작용을 한다.

이것은 영양 부족 비타민 부족 괴혈병, 호르몬 변조, 당뇨병, 임신중독(姙娠中毒) 등 이외에도 위장병, 혈액병, 급성전염병, 결핵 등에 영향을 미친다.

치조농루증의 종류가 많은 것은 이상에서 언급한 세 가지 종류의 원인이 여러가지로 얽혀서 작용하기 때문이다. 이것의 치료는 우선 염증을 일으키는 원인과 맞물기의 이상을 없애는 일부터 처리 해야 한다.

그러기 위해서는 칫솔질을 바르게 하고 치태와 치석을 제거해서 염증의 원인을 제거하며 맞물기의 나쁜 치아는 깎아서 그것이 제대로 맞물리도록 하는 것에 중점을 둔다.

심하지 않다면 완전히 고칠 수 있다. 단 치조농루증은 낫는다 하더라도 내버려 두면 다시 재발한다. 그것을 예방하려면 치료를 받은 뒤에 도 식사 후에는 반드시 양치질을 한다.

치조농루증의 종류

급성 회사성 궤양성 치은염(急性懷死性潰瘍性齒銀炎)— 급성으로일어

나는 치육의 회사와 궤양으로 심한 통증과 발열을 일으킴.

만성 박리성 치은염(慢性剝離性齒銀炎)— 만성으로 치육 상피가 벗겨

지고 진물러 통증이 생기는데 갱년기 이후의 여성들에게 많이 나타남.

다일란틴 치육 증식증—간질병 약인 다일란틴을 먹고 있을 때 생기는

치육의 증식.

치주증— 치조골의 흡수가 가장 먼저 생기고 이어서 염증이 발생하는것

으로 젊은 여성에게 많음.

치조농루증의 증상을 알아보기 위해서는 다음과 같은 것들을 살펴 본

다.

1, 이가 아프다

2, 이가 얼얼 하다

3, 충치를 치료하고 있지 않다.

4, 잇몸이 아프다.

5, 이를 닦으면 피가 나온다.

6, 아침에 입이 달라붙는다.

7,아침에 이상한 맛이 난다.

8, 잇몸이 가끔 붓는다.

9. 이와 이 사이에 음식물이 낀다.

10, 근래에 치열이 나빠졌다.

11 이를 간다.

12, 채워넣은 것이나 씌운 것이 떨어져 있다.

　이중에서 2, 4, 5는 치육염으로 치조농루증의 초기 증상이다. 9번이 되면 상당히 진행한 상태이고 3, 6, 등도 주의해야 할 증상이다.

　구취는 스스로 깨닫기 어려우므로 가까운 사람에게 거리낌 없이 말할 수 있도록 부탁해 놓는 것이 당뇨병 발견에도 도움이 된다. 치경이차츰 말라 쇠약해 진다든가 치경을 누르면 고름이 나오거나 이가 흔들리게 되면 치조농루의 진행성 현상이다.

　전신의 병을 예로 들면 대사 이상으로서 당뇨병이 있는 부분에 국소적으로는 구강 내의 치석에 쌓이는 세균이 요인이 되어 치조농루증이된다. 즉 전신 국소의 변화로서 치조농루증은 받아낼 수 있어야 하는병이다.

　따라서 당뇨병이 있으면 치조농루증이 된다고 하는 것은 잘못된 설이다. 당뇨병에 대한 증상이 양호한한 그런 우려는 하지 않아도 된다.

그러나 조절을 잘하고 있어도 구강 내의 청결이나 올바른 치아의 위생 관리를 소홀히 하면 치조농루증으로 시달리게 된다. 충치는 이 그 자체가 파괴당하는 병이고 치조농루증은 이를 지탱하고 있는뿌리가 파괴 당하는 병이다.

치조농루증이 진행함에 따라서 이와 치경 사이에 틈이 생겨 잇몸이파 괴되면 이윽고 심부조직에 확대되어 치주골까지 염증이 일어나 마침내 는 이를 지탱하는 뿌리가 아프고 이가 빠지게 된다. 초기의 치육염에서 중증의 치조농루증까지 이르는 것은 매우 서서히 진행되므로신경을 써 서 살피도록 한다.

一신증 (腎症)

맥주를 마신 후에는 물처럼 투명한 소변이 나오고 땀을 많이 낸 후에는 소변의 색이 짙어진다. 신장이 혈액 중에 보인 노폐물을 여과하는동시 에 체내의 적절한 수분량을 유지하는 작용 때문이다.

신장은 혈액 중의 노폐물 유해물 등의 불필요한 것을 소변과 함께 체외 로 버리는 장소로 150g이 안 되는 작은 장기가 옆구리 뒤 쪽에 좌우 한

쌍씩 달려 있다 . 여기에서 생성된 소변은 요관의 튜브를 통하여 방관으로 내려오고 이 방광은 소변을 모아 두는 역할을 담당한다.

신장은 몸에 생기는 노폐물을 걸러서 소변으로 보내기도 하지만 쓸모 있는 수분은 다시 재흡수 한다. 단백질 대사가 이루어진 뒤에는 그노폐물에 질소 산물이 만들어지는데 이것으로 신장이 제거 역할을 하는 것이다.

신증이라고 하는 것은 신장의 세 가지 악화 상태 즉 감염, 경화 ,사구체를 의미한다. 이것은 노폐물이 빠져 나가지 않을 뿐만 아니라 수분도 잘 배설되지 않는다. 이 영향으로 부종이 생기게 되는 것이다.

신장에 들어 있는 혈관은 가지를 만들면서 점점 가늘어지다가 마침내 사구체라고 불리는 세소 혈관의 집합을 형성한다. 사구체는 세소혈관이 털뭉치와 같이 보여진 것으로 좌우의 신장을 합하면 합계 200만 개에나 달한다.

여기에서 혈구 이외의 혈액을 일단 원뇨로서 짜낸다. 포도당이나 단백질 등의 필요한 물질이 혼합되어 있는데 이것은 다음에 있는 요세관을 통과하는 사이에 재흡수된다.

당뇨병성 신증은 그런 일종의 여과 장치인 혈관에 장애가 생긴 것이다.

초기에는 단백이 소변에 나오거나 나오지 않는 것을 반복하다가어느 순간부터 항상 단백을 포함하는 상태가 된다.

병이 진행하면 수족이나 얼굴에 부종이 나타나고 피부를 누르면 들어간 부분이 원상태로 잘 되돌아오지 않는다. 또한 신기능의 저하로혈액 중의 불필요한 물질이 많아지기 때문에 혈압이 높아지는 것도특징이다.

고혈당증에 의한 변화도 역시 신장에 이롭지 못한 영향을 끼치게 된다.

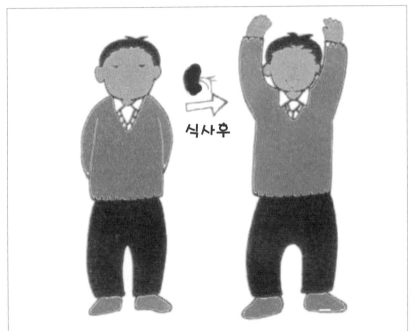

건강한 사람의 신장을 당뇨병 환자에게 이식하면 당뇨성 변화가 생긴다.
포도당은 단백질과 결합하면 단백질을 변성시키는데 우리몸의 기초 성분인 단백질이 변하면 기능도 달라진다.

근래에는 이 고혈당증 자체가 신장에 독성을 나타낸다고 보고 있다.

이와같은 것들이 당뇨병 환자에게 신장의 기능을 잃게하여 요독증이되기는 하지만 당뇨병으로 혈압이 높다 라고 해서 모두 신장이 나쁘다고는 할 수 없다.

한 예를 들어보면 신염(腎炎) 때문에 몇 년 간 치료를 받는 여성이 있었다. 물론 원인으로는 당뇨병 때문에 신장이 나빠진 것이 었지만 이것을 몰랐던 그녀는 당뇨병을 그대로 둔채 신장 치료에만 매달리다 망막 출혈과 요독증까지 겹쳐 결국은 사망하게 되었다. 소변에 단백질이 나왔을 때도 당검사는 해 볼 필요가 있다.

신장병의 주요 증세

1, 단백뇨

2, 혈뇨및 농뇨

3, 핍뇨 무뇨

4, 다뇨, 빈뇨

5, 부종

6, 고혈압

7, 순환기 증세─ (두근거림, 불규칙한 맥,협심통, 쇼크)

8, 호흡기 증세─(기침, 담, 인후통,흉통, 호흡 곤란)

9, 소화기 증세─(헛구역질, 구토, 하혈, 이질, 변비,복통)

10 신경 및 근육 증세─(두통, 관절통, 마비감, 경련, 의식장애)

11 기타─(빈혈 발진, 발열,등)

단백뇨(蛋白尿)

 단백이 나오는 소변은 흐리고 지저분해 보이며 배뇨 직후에는 깨끗해 보여도 시간이 좀 지나면 밑에 흰 침전물이 괴인다. 이 침전물이 단백이 다.

 단백질은 인간의 몸에 있어 가장 중요한 영양소 중 하나인데 이것이소변 속에 섞여 나온다는 것은 정상적인 상태라고 할 수 없다.

 단백뇨가 신장병의 중요한 증세로 볼 수 있으나 단백뇨가 곧 신장병이라고 속단할 수는 없다. 가령 신장에 아무런 장애가 없어도 신우 이하의 요로(尿路)에 염증이나 출혈, 종양 등에 의해서 혈액이나 농즙 또는 삼출액 등이 심해지면 검사에서는 단백뇨가 나타날 수도 있다.

 또 어떤 종류의 혈액 질환에서는 사구체를 통과하기 쉬운 작은 입자의 단백이 혈액 중에 증가해서 소변 속에 나타날 경우도 없지 않다.

그 밖에 운동, 발열, 자율신경의 긴장, 추위, 신장의 마사지, 심부전 등의 경우에 있어서도 단백뇨는 나타난다. 이 때의 단백뇨는 신장 그자체에 별다른 이상이 없기 때문에 양성 단백뇨(良性蛋白尿)라고 한다.

뇨단백이 적으면서 신장병이 상당히 중증인 경우도 있고 반대로 뇨단백이 많으면서도 중증이라고 할 수 없는 경우도 있기 때문이다. 한편 뇨단백이 음성이라는 것은 신장병이 아니라든가 신장병이 완치되었다는 것을 뜻한다.

혈뇨(血尿)

소변 속에 혈액의 세포 성분인 적혈구가 많이 나타나는 경우이다.이것은 신장 및 그 이하의 요로에 출혈이 있었다는 것을 말해준다.

혈뇨의 정도는 현미경을 통해서 관찰될 수 있을 정도의 적은 양에서부터 소변이 적색이나 적갈색을 띠고 있어 육안으로도 알아볼 수 있는 정도에 이르기까지 여러가지가 있다.

혈뇨는 신장병의 대부분에 반드시 생기는 증세라고 할 수 있으나 그증상의 정도는 질환에 따라 일정하지 않다. 내과 영역에서 혈뇨가 나타나는 때는 사구체 신염 그 중에서도 특히 급성 사구체 진염의 경우이다.

그러나 눈으로도 구별할 수 있는 혈뇨는 오히려 비뇨기과적 질환 방광염, 종양 , 결석, 요로통과 장애 등에서 많이 나타난다.

급성 신장염에 있어서도 가끔 나타나는 이것은 언뜻 보기에 커피색이거나 선명하게 갈색을 띠고 있는 수가 많다 . 혈뇨나 단백뇨가 나타나면 자주 허리가 아프고 배뇨시에도 통증이 따르는데 허리나 복부 ,다리 등을 차게 하지 않도록 주의한다.

농뇨(膿尿)

소변 속에 백혈구가 많이 보이는 경우를 말한다. 대부분은 신장이나요로계(尿路系)의 세균 감염에 의한 염증 결과로서 나타난다.

농뇨의 현상이 두드러지면 소변이 하얗게 보인다. 급성 신우신염(腎盂腎炎), 방광염 등의 경우에 이런 현상을 가끔 볼 수 있다. 올바른 화확 요법을 사용해서 효과가 나타나면 농뇨는 저절로 없어진다.

핍뇨(乏尿), 무뇨(無尿)

하루의 소변량은 우리가 섭취하는 수분의 양과 체내에 있는 수분의양에 따라 증감된다. 따라서 우리가 마시는 수분의 양이 적으면 소변량도 감소되고 땀을 흘리는 등 신장 이외의 경로를 통해 수분이 체위로 빠져 나가게 되면 배설되는 소변량도 적어지기 마련이다.

일반 성인의 경우 하루 소변량은 500~2,000cc 정도인데 하루 400cc 이하인 경우를 핍뇨라고 하고 한층 더 감소해서 하루 100cc 이하가 되면무뇨라고 한다. 이러한 상태는 대부분 신장이 소변을 만들어 낼 기능을 상실했을 경우로 신부전(腎不全)의 증세가 많다.

단 신장이 소변을 만드는 기능을 상실하지 않았다 해도 신우 이하인요관이 폐쇄되어 소변을 통과시키지 않으면 무뇨의 증세가 나타난다.

한편 방광에 소변이 고여 있는데도 요도 장애로 인해 소변이 체외로배설되지 않을 경우에는 요폐(尿閉)라고 한다.

빈뇨(頻尿): 방광의 용량은 1,200cc이므로 건강한 성인이라면 하루에 여러 차례의 배뇨로 소변을 배설하게 된다. 소변량이 증가할수록배뇨 횟수도 늘어난다.

한편 방광에 이상이 생겨 양이 적어질 경우에는 소변량에 변동이 없을 때라도 배뇨 횟수는 많아 진다. 그밖에 세균의 감염 등으로 방광염을 일으켜 방광 잠막에 자극을 받으면 수시로 배뇨하고 싶어진다.

질환의 종류에 따라 그 특징은 다소 차이가 있지만 이 중에 1~6은 신질환에서는 특히 중요한 것이므로 유의해야 한다. 양쪽의 신장이 넓게 침해되어 그 작용을 거의 잃어버린 경우에 이를 신부전이라고 한다.

여기에는 급격히 발생하는 급성 신부전과 만성적으로 신장병이 진전해서 발생하는 만성 신부전이 있다. 일단 신부전의 증세가 나타나면 체내의 모든 세포는 정상적인 기능을 잃고 갖가지 증세를 초래하게 된다.

요독증(尿毒症)

신장병의 주요 증세중 7~11까지 거의 전부가 요독증 증세이다. 단백대사의 최종 산물인 질소 화합물은 신장에서 소변으로 배설되는데 신장 기능이 극도로 약해지면 소변에 배설되어야 할 노폐물이 혈액 중에 고인 결과 뇌, 위장, 신장 등에 여러가지 증세를 일으킨다.

이 상태를 요독증이라고 하는데 결국 신기능 부전과 같은 말이다. 급성으로 발생하는 급성 요독증은 급성 독물중독, 대출혈, 수술후의 충격, 근육이 몹시 상한 외상, 심한 화상, 이형혈(異型血), 수혈 용혈(溶血), 전해질의 평형(平衡) 이상 등이 생긴 다음에 발생한다.

이밖에 양쪽 요관의 폐색이나 한쪽의 신장이 없거나 기능이 작용하지 못하고 다른쪽 요관이 폐색되었을 때 일어난다. 신장에서 소변은 생성되자 방광까지 흘러가지 못하는 것을 신후성 무뇨(腎後性無尿)라 한다.

만성으로 경과하는 만성요독증은 증상이 상당히 진전되고 나서도 소변은 조금씩 나오다가 병의 진행과 함께 소변이 전혀 나오지 않게 된다.

영향을 미치는 병 가운데 가장 많은 것은 만성 사구체 신장염(慢性絲球體腎臟炎)이고 이밖에 낭포신(囊胞腎)의 말기 악성 신경화증 신석(腎石), 석회화증, 결절성 동맥주위염, 양측성 수신증, 전립선 비대증, 전립선암 등이 있다.

체액의 이상을 정상적으로 회복하기 위한 치료를 받고 몸 전체의 세포가 원활히 활동하도록 해 주지 않으면 생명에 위협이 따른다.

최근에 이르기까지는 신장의 기능이 완전히 마비되어 요독증으로 진전되어도 환자의 호소에만 대처하는 일시적인 치료가 고작이었다 그러나 오늘날에 와서는 정기적 또는 간혈적인 투석요법 (透析療法)에 의해 사회복귀도 가능해졌을 뿐만 아니라 생명을 연장할 수도 있게 되었다.

현재 사용되고 있는 투석법에는 복막관류법(腹膜灌流法)과 인공신장(人工腎臟)의 두가지 방법이 있다. 전자는 복강 내에 1-2 L의 관류액(灌流液)을 몇번이나 투여함으로써 복막을 통해 혈압과 접촉시킨다.

다시 말해 넓은 면적을 가지고 있는 복막의 투과성을 이용하여 체내에 쌓인 과잉 질소와 전해질 및 유독물질을 제거해서 증상을 회복시키는 것이다.

인공 신장은 신장과 비슷한 기능을 하는 기계를 체내에 이식하는 것이 아니라 동맥에서 흘러들어오는 혈액을 인공투석막(透析膜)을 통해 투석액(透析液)과 결합시킨다. 그런 다음 혈액 내의 불필요한 물질을 없앤 후 그 혈액을 정맥 속으로 보내는 역할을 한다. 즉, 혈액을 깨끗하게 세탁해 주는 것과 같은 기구이다.

신기능의 저하를 보완하기 위해서는 인공투석(人工透析)을 받을 필요가 있다. 인공투석은 1940년 대에 임상에서 사용되기 시작했다.

이 경우 지난날에는 통근 치료를 꾸준히 받아야 했으나 오늘날 병원에 가지 않고도 자택이나 회사에서 할 수 있는 휴행식(携行式) 투석법이 보급되어 있다.

신장에서는 간단하게 소변을 여과하고 체내 수분량의 균형을 이룰 뿐만 아니라 뼈를 만드는데 사용되는 비타민을 활성화 또는 적혈구를 성숙시키는 호르몬을 분비하지만 반면에 투석에서는 이런 역할을 대행할 수 없어서 문제가 있다.

특히 투석 아이로이드시스나 합병증은 지금까지의 투석막에서는 제거할 수 없었던 커다란 물질이 아미로이드 섬유로 변화해서 관절에 쌓이게 되는데 이것은 수족의 움직임을 둔하게 한다.

신증은 가장 일어나기 쉬운 합병증의 하나이다. 당뇨병은 발병으로부터 5년 정도에 신장 장애가 나타나고 소변에 단백이 나오기 시작한다. 20년 이상 병이 지속된 환자는 무려 5%의 사람에게서 단백뇨가 모이게 된다.

당뇨병 환자에게는 흔히 이 요도에 균이 침입하여 감염을 일으키게된다. 주로 여자와 당조절이 안 되는 사람들에게 잘 생기는데 혈당이높아지면 몸의 세균을 저항하는데 이용되는 탐식세포가 떨어지게 된다.

그래서 당뇨병에서는 감염이 잘 된다고 하는 것이다. 이같은 당뇨성신증은 초기에는 그다지 뚜렷한 자각 증세가 없다가 병이 상당히 진척된 이후에야 발견이 된다.

이처럼 신장 질환에서는 소변 이상 외에 아무런 자각 증세가 없을 수있다. 그러나 부종(浮腫)이나 천식의 증세가 나타나서 병원에 갔을 때는 이미 발병해서 수개월 또는 수년이 지나 증세가 상당히 악화되어있다. 심각할 때는 식욕부진이나 구토 등을 수반하고 있어서 진찰을 받아 보면 이미 요독증에 걸려 있는 경우도 있다.

─심장질환

당뇨병을 가진 사람들이 심장 혈관에 질환을 일으킬 위험이 높다. 미국의 통계를 보면 허혈성 심질환(虛血性心疾患)으로 죽는 사람들 중에 매년 50명의 환자가 당뇨병을 함께 가지고 있다고 한다 . 뿐만 아니라 심장발작으로 입원한 환자 1/3 또는 1/2이 당뇨병적인 결과를 보인다고 한다.

심근은 관상동맥에서 피를 받아 영양을 얻고 있다. 관상동맥과 같은곳에 동맥경화 등의 변화가 일어나 내경(內徑)이 좁아지면 심근에 충분한 피를 보내지 못하게 된다.

이로인해 협심증, 심근경색, 심장 쇠약 부정맥 등의 병이 일어나게 되는데 이러한 병을 허혈성 심질환이라고 한다. 관상동맥의 경화는관상동맥의 뿌리에서 시작하여 점진적으로 진행되는데 심근으로 들어 갈 경우 갈라지고 있는 부분에는 일어나지 않는 것이 보통이다.

이와같은 경화증은 당뇨병과 고혈압 등에 의해 진생되는데 혈당 조절 및 혈압 조절이 필요하다. 수술을 통해 내흉동맥(內胸動脈)이라는 혈관과 그 밖의 동맥을 심근의 내부에 이식하게 되면 이식된 혈관과 관상동 맥의 말초 사이에 피가 생성되어 몇개월 내에 공급할 수 있게된다.

이것이 성공되고 나서부터는 허혈성 심질환에는 내흉 동맥 등을 이 식 하는 수술이 계속적으로 이루어지고 있다. 그러나 관상 동맥의 이상으 로 인하여 맥이 매우 느려졌기 때문에 사망한다든가 하는 경우도발생했 는데, 지금은 전기적(電氣的)인 신호를 보내는 기기를 체내에 이식하여 그 맥을 조절하는 수가 있다.

一통풍 (痛風)

통풍은 혈액 중에 요산(尿酸)이 증가되어 관절이나 신장에 고여짐에 따 라 관절(엄지발가락관절)이 대부분에 초급성(超急性)의 심한 통증을 가 져올 뿐만아니라 신장의 기능도 약화되는 질환이다.

혈액 중의 요산이 급속히 늘어나는 것은 신장의 움직임이 어떤 원인으 로 인해 악화된 경우 채내에서 이 합성이 이상적으로 촉진되었을경우 또는 그 두 가지가 중복되었을 경우에 일어난다.

요산의 일부분은 음식물의 퓨린체가 분해되는 것에서 발생하기도 하지 만 그 대부분은 인체 내 세포핵의 성분인 퓨진체가 분해되어 그 부산물로서 생기는 것이다. 이렇게 생긴 요산은 신장을 통하여 소변 또는 장기관을 통하여 대변 속에 섞여진다.

그러나 대부분의 통풍 환자는 체내에서 요산의 생성이 많아지거나 요산이 소변이나 대변으로 소량으로 방출되기 때문에 혈액 중의 요산이 증가되는 현상이 보인다.

증세로 가장 특징적인 것은 갑작스런 관절염이다. 물론 혈액중의 요산량이 증가한다고 해서 반드시 주된 증세인 관절의 격통발작(激痛發作)이 보여지는 것은 아니다. 이 병은 유전적인 요소나 그 관절 부분의혈액순환과 밀접한 관계가 있다.

급성 통풍 발작은 이상에서 설명한 것과 같이 혈액중에 요산이 증가하는 상태가 오랫 동안 지속되면 발작이 거듭된다, 더구나 요산이 신장에 고이게되면 후에 요독증으로 진전되므로 혈액 중에 요산의 양을 낮추도록 하는 것이 가장 우선적이다.

이것은 엄지발가락에 주로 많이 나타나고 다음이 발목이다. 이외에도 무릎, 손가락, 손어깨 등에 나타난다. 이런 관절염은 심한 통증이 생기는 것과 동시에 점차 붉게 되다가 나중에는 부어 오르게 된다.

38℃ ~ 40℃ 의 고열이 나고 조금만 움직여도 심한 통증을 호소하게 되는

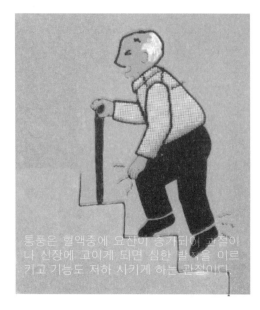

통풍은 혈액중에 요산이 증가되어 관절이나 신장에 고이게 되면 심한 발작을 일으키고 기능도 저하 시키게 하는 관절이다.

데 이때는 콜히친을 복용하면 낫는다. 발작 경험이 있는 사람은 다시 발작이 일어나려고 할 때 이 약을 1~2정 복용하면 발작이 일어나지 않는다. 단 콜히친은 설사하는 부작용이 있으므로 하루 6정 이상을 복용하지 않도록 한다.

요산의 배설을 촉진시키기 위해서는 프로배니시스트나 설핀피라졸안투란을 복용하는 경우가 있는데 그 양은 환자에 따라 개인적 차이가 있으므로 전문의의 지시를 따른다.

신장에 요산이 고이는 것을 항상 방지하기 위해서는 소변의 양이 2L이상 되도록 물을 충분하게 마시는 동시에 중조수소다를 적당량 복용함으로써 소변을 항상 알칼리성으로 유지하는 것이 중요한다. 치료를시작해서 6주간 정도는 체내의 요산이 모두 활용되므로 통풍의 발작위험이 보여지지만 지나치게 걱정할 필요는 없다.

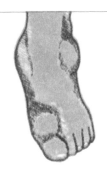

엄지발가락
뿌리에 생긴
통풍 결절

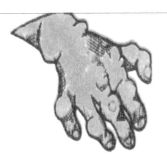

손에 생긴 통
풍 결절

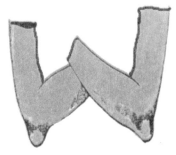

팔꿈치에 생긴 통풍결절

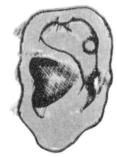

귀에 생긴 통충결절

주요 증세로는 갑작스런 관절염을 들 수 있다. 통풍은 주로 엄지발가락에 많이
나타나고 그 다음이 발목, 무릎, 손가락, 손, 손목, 어깨 등이다

우리나라에서는 드물게 나타나고 있지만 그 수는 점점 증가하고 있 는

추세이다. 이 질환이 근래에 갑자기 증가된 원인에는 과거 류머티스형

관절염 정도로 쉽게 생각했기 때문에 확실한 진단이 되지 않았던 탓이

다.

또 식생활의 변화나 정신적 육체적 스트레스의 증가도 한몫하고 있다.

여자보다 남자가 훨씬 걸리기 쉬운데 전체 환자의 90% 이상의 비중을 차지한다. 나이 별로는 대부분이 30~60세이고 직업으로는 회사원, 교수, ,의사 등에게 많다. 또 육류를 좋아하는 사람이나 대주가(大酒家)로서 뚱뚱한 사람에게서 많이 볼 수 있다.

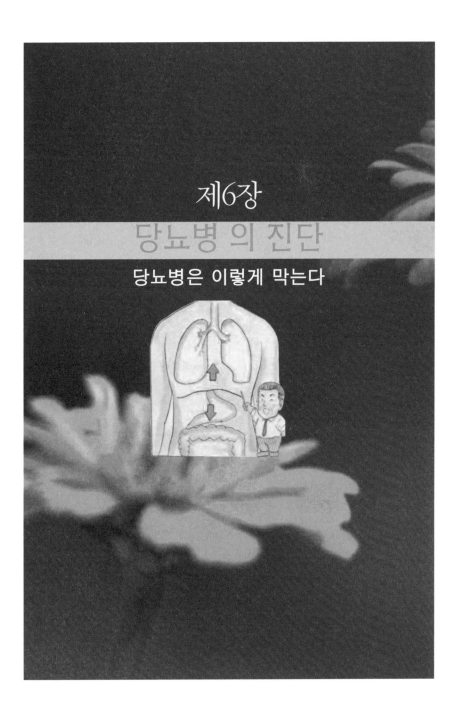

제6장

당뇨병의 진단

당뇨병은 이렇게 막는다

당뇨병의 검사 종류

당뇨병은 이렇게 막는다

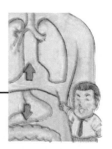

─요당과 혈당

식욕은 혈액 속의 포도당의 농도와 연관되어 있다. 혈액 중의 당 농도 (糖濃度-포도당)는 식사를 하고 난 후 몇 시간 동안에는 100ml 중 80~90mg이다.

당질을 많이 섭취했을 경우에는 일시적 현상으로 한 시간 뒤에 150mg 까지 상승되기도 하지만 2~3시간 뒤에는 원래 상태로 되돌아 간다. 이 는 음식을 한동안 먹지 않더라도 70~80mg으로 일정하게 유지된다.

포도당은 음식물로서 직접 체내에 들어가서 간장이나 피부에 글리코겐 또는 단백질의 형태로 저장되어 있다가 필요한 경우에 포도당으로변한다.

이러한 포도당은 에네르기의 발생, 소변으로의 방출, 지방으로의 전환, 간장이나 근육의 글리코겐으로의 전환 등에 이용된다. 정상 상태에서는 지방으로의 전환과 소변으로 방출되는 일이 없지만 혈당량이 160mg 이상이 되면 소변 속에 방출되고 또 정도 이상으로 음식을 먹으면 지방으로서 쌓이게 된다.

가장 중요한 것은 간의 글리코겐과 혈당과의 연관성이다. 식후에 혈당이 생성되기 시작하면 당은 글리코겐이 되어 간장에 저장된다.

과식을 하였을 때에는 100g의 간조직에 4g의 글리코겐이 저장된다. 반대로 4시간 동안 굶게 되면 간글리코겐의 거의가 소모되어 버린다.

에네르기가 필요한 경우에는 우선 혈액 속의 포도당이 분해되어서 이용되고 혈당이 모자라게 되면 그 다음에 간글리코겐이 이용된다.

이와 같이 혈당이 부족하면 식욕이 강하게 작용하여 포도당의 공급을 필요로 하게 되는 것이다.

혈당의 조절에는 호로몬이 중요한 역활을 한다.

여기에 관계되는 호르몬으로서는 글루카곤부신 수질의 아드레날린하수체의 성장 호르몬 췌장의 인슐린 등이 있다.

인슐린은 글리코겐의 생성과 혈당의 소비를 촉진시켜 혈당을 감소시키는 역할을 한다. 혈당이 내려가면 글루카곤 아드레날린 성장 호르몬 등이 분비되어 혈당을 증가시킨다.

이 상반된 작용이 적당한 운동을 함으로써 신경 및 혈액을 통해 일정한 혈당을 유지할 수 있는 것이다. 만약 이 상호작용이 파괴되면 혈당이 일정 수준을 유지할 수 없게 되는 것은 물론 극단적인 식욕 증진을일으키거나 식욕을 없애서 비만해지기 쉽고 마르기 쉬운 원인이 된다.

일반적으로 중년기에 비만 증세일 때 가까운 부모나 친척 중에 당뇨병 환자가 있을 때 갈증, 다뇨, 다식, 체중 감소, 권태감 등의 자각 증세를 일으키는 사람은 다뇨병임을 의심해야 한다.

어떤 한가지 결과만으로 당뇨병인지 증세가 발견되지 않는 경우가있는데 이는 검사시간에 따라 요당(尿糖) 및 혈당(血糖)에 차이가 있다.

따라서 자각증세 및 유전을 비롯한 검사 결과들을 분석하여 최종적인 결정을 해야 한다 . 가장 일반적인 검사 방법은 요당 및 혈당 검사이다.

당뇨병의 유무와는 관계없이 요당 및 혈당 검사에서 다량의 당분이발견딜 수도 있으며 또 검사시간에 따라 요당 및 혈당 수치가 변하기도 한다. 그러므로 단 한번의 검사만으로 당뇨병이라고 확단할 수는없다.

또 고혈압에 사용되는 다이아자이드(thiazide) 계통의 강력한 혈압 강하제나 신경통 계통에 흔히 사용되는 부신피질 호르몬제로 즉 스테로이드(steroid)제의 약품을 계속 내복하고 있는 사람의 경우는 반드시 요당 검사를 받아 보아야만 한다.

요당 검사는 가능한한 식후 2시간 내에 검사하는 것이 좋으며 만약 요당을 검사했으면 혈당도 검사를 해서 상응하는지를 비교 해야 한다.

요당 및 혈당검사는 각기 따로 볼 것이 아니라 두 가지 검사 결과를 서로 비교 종합해야만 한다. 다시 말해 상호 보완적인 검사가 필요하고 그러므로 검사를 여러번 반복하여 전문의에 의하여 정확한 진단을 받아야 한다.

ㅡ신장과 혈당

신장에서 당뇨가 발견되면 이상한 현상이나 신장을 통해 배설되는 소변에 당이 섞여 나오는 것은 확실하다. 정상적인 사람이라 하더라도 혈액 속에는 상당한 양의 당이 포함되어 있는데 신장에서 당이 나온다는 말은 이곳을 통해 밖으로 소변이 방출되기 때문이다.

이것은 한마디로 문턱에 비유할 수 있다. 대개 혈당으로 말하지면 혈액 100ml당 포도당 양이 0.16g(160mg%) 이상이 되면 이 문턱이라고 하는 콩팥(신)을 넘어 올 수 있다.

그러나 만일 문턱이 이보다 내려가면 혈당이 정상이라 하더라도 소변에서 당이 나온다. 이것이 바로 신성 당뇨인데 이로 인해 당뇨를 시험지로 검사하면 강양성으로 나타나지만 혈당은 아주 정상이거나 반대로 낮은 경우가 많다.

이런 경우에는 충분한 식사를 해 주어야 하며 당뇨병과 같은 치료를 해서는 안 된다. 이런 점에서 반드시 혈당 검사가 중요한 것이다.

수술을 한 뒤 식사 후에는 당뇨가 양성이 된다. 혈당도 정상 상태를 넘어서고 신장을 통과하기에는 문턱이 높은 경우더라도 이 대부분은 당뇨병이 아니다. 위(胃) 주머니는 단순히 음식물을 소화하기도 하지만 이것을 조금씩 장으로 보내는 작용도 한다.

그런데 위 수술을 받은 사람은 음식물이 급히 장으로 이동되면 장으로부터의 당문 흡수가 더 빨리 촉진되어 혈당도 급격하게 상승된다.

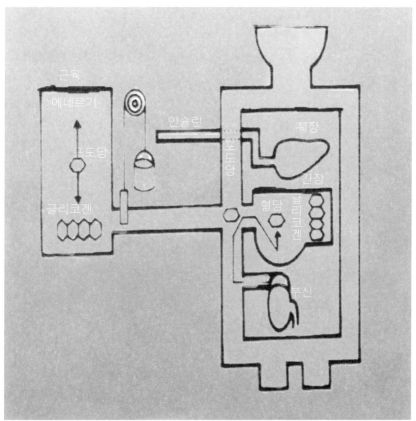

근육
에네르기
포도당
글리코겐
인슐린
포도당
췌장
간장
혈당
글리코겐
부신

인슐인의 작용 — 간장에 있던 글리코겐은 포도당에 의해 분해되어 혈액속에 방출된다. 인슐인은 이 포도당을 근육등 조직내부로 옮겨 주는 역활을 맡는다. 따라서 인슐인이 부족하면 혈당이 증가하고 당뇨병 과잉 상태가 되면 혈당은 감소한다. 한편 췌장에서 발생하는 호로몬인 글루카곤이나 바신에서 발생하는 호로몬은 췌장에서의 글리코겐 분해를 촉진시킨다.

혈당이 정상 이상으로 증가하였을 경우에는 혈당이 높았다가 후에 빨리 내려가게 된다.

이것은 당뇨병에서 서서히 내려가는 것과는 형태상 차이가 있다. 이때문에 혈당이 높은데도 불구하고 당뇨병은 아닌 것이다.

당뇨가 나오지 않는데도 당뇨일 수가 있을까? 가벼운 당뇨병일 경우공복 때에 소변에서 당을 증명하기란 대단히 어려운 일이다.

당질이 많이 포함된 쌀밥 2공기 이상 아침 식사 후에 배설되는 소변에서 약간의 당이 같이 나오게 되는데 그것으로 당뇨병인지 아닌지가불안할 경우에는 밥을 충분히 먹은 다음 1~2시간 지난 후에 배설된 소변에서 포도당 유무를 조사하도록 한다.

앞에서 설명하였듯이 신장에 있어 포도당 배설의 한계점이 높으면 혈당이 다량이다 하더라도 소변에서 포도당이 배설되지 않을 수 있으면 나이가 많은 노인들이나 신장병 환자일 경우에 이런 현상은 가끔나타난다.

또 입학 시험이나 입사 시험과 같은 때 처럼 불안과 초조를 느낄 때도 일시적으로 당이 나올 수 있다. 이상에서 볼 수 있듯이 소변에서 당이나와도 꼭 당뇨병이라고 단정할 수만은 없다.

모든 병이 마찬가지겠지만 속단은 위험을 초래할 수 있으므로 철저한 검사가 필요하다. 경증 당뇨라고 단정하여 함부로 약을 남용하면 작혈당증과 같은 증상이 올 수 있다.

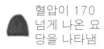

혈압이 170
넘게 나온 요
당을 나타냄

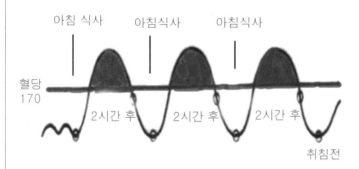

아침 식사   아침식사   아침식사

혈당
170

2시간 후   2시간 후   2시간 후

취침전

요당과 혈당의 하루동안 변화(7회법)— 검사 시간에 따라 요당 및 혈당
이 달라진다. 당뇨병의 유무와는 관계 없이 요당 및 혈당 검사에서 많
은 당분이 보일 수도 있으며, 또 검사 시간에 따라 수치가 변화 하기도
한다.

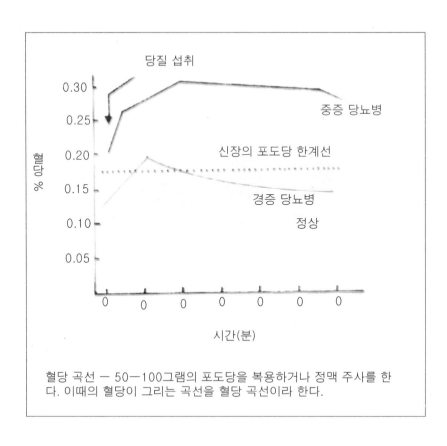

당질 섭취

0.30

0.25 ‒ 중증 당뇨병

0.20 신장의 포도당 한계선

0.15 경증 당뇨병

0.10 정상

0.05

혈당 %

0   0   0   0   0   0   0

시간(분)

혈당 곡선 ‒ 50‒100그램의 포도당을 복용하거나 정맥 주사를 한
다. 이때의 혈당이 그리는 곡선을 혈당 곡선이라 한다.

요당 검사

당뇨병은 이렇게 막느다

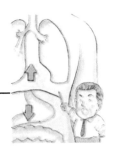

―검사 시기

소변에 포도당이 보인다고 해서 특별히 냄새가 난다든가 색깔이 이상한 것은 아니다. 소변을 받은 뒤에 탁하다거나 깨끗하다 하여 그것만으로 판단해서도 안된다.

이와는 상관없이 당뇨(糖尿)검사를 해야 한다. 이 검사에 있어서 무엇보다 위하여 검사를 받으려면 식사를 충분히 하든가 아니면 단 것을먹은 후 1~2시간 뒤에 소변 검사를 한다.

이것은 경중의 당뇨병일 때 식전에 소변에서 당분이 나오지 않고 식후에 나오는 경우가 가끔 있기 때문이다. 무자각의 당뇨병 즉 조기 발견이 어려운 당뇨병에서는 이와같은 경우가 많다.

만약 공복 상태에서 검사를 받으면 상당기간 의사는 당뇨를 발견할수 없다. 실제로 입원 환자 중에 항상 아침 식전에 공복에 소변 검사를하여 당뇨병이 전혀 나타나지 않다가 어느 날 우연히 식후에 검사하여 당뇨병이 발견된 사례가 있다.

최근에는 병원에서 1일 독크라고 하여 아침 공복 중에 검사하고 있어서 다른 진단을 하기가 일쑤인데 이럴 때는 정확한 당뇨를 발견해 내기가 어렵다.

소변의 체취 시간도 목적에 따라 다르므로 언제 소변을 검사해야 하는지 일정한 시간을 확실하게 의사와 상의해야 한다. 시간을 정확하 게 지키지 않으면 잘못된 진단 결과를 얻을 수 있다.

소변에서 당이 나올 때 자신만의 생각으로 이것은 과식에서 오는 것이라고 생각하다가 공복에 검사를 해서 당이 나오지 않자 이 당분이 나오지 않아야 한다.

대신에 음성이 아닐 때는 요당 검사를 더 빈번하게 해야 하며 이 경우의 환자는 의사의 지시에 따라야 한다. 만약 다른 병이 생겼을 때는 감기나 기관지염 하루 1~5번씩 소변 검사를 더 자주 한다. 또 인슐린을 사용하고 있다면 하루에 1~3회 검사를 받아야 한다.

당뇨병 환자는 식후 1시간 30분이나 2시간 사이에 일단 소변

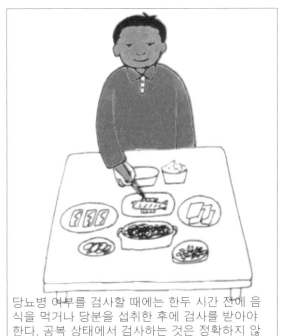

당뇨병 여부를 검사할 때에는 한두 시간 전에 음식을 먹거나 당분을 섭취한 후에 검사를 받아야 한다. 공복 상태에서 검사하는 것은 정확하지 않으므로 이 점에 유의해야 한다.

을 보아서 방광을 비운 다음 1 5~30분 사이에 다시 소변 검사를 해야만 한다. 방광안에는 다분이 많이 함유되어 있는 소변과 당분이 전혀 없는 소변이 함께 섞여 있다는 사실을 명심한다.

대부분의 환자들은 식후 즉시 혈당이 일시적으로 높아지기 때문에 식사후 1시간30분 이내에 소변 검사를 하는 것은 전혀 의미가 없다. 또하루~3회의 소변 검사만 가지고서는 의사나 환자가 주사해야 할 인슐린 용량을 정확하게 결정할 수가 없다.

인슐린양을 조절하기 위해서는 하루에 4~5회 검사를 하여야 하며 검사시기는 하루 3번의 식사후 2시간만에 하는 것이 보통이다.

그러나 의사에 따라서 인슐린 용량은 다르게 결정되어지며 가장 적당하다고 판단되는 시간에 검사할 수도 있다. 특별한 병이 새로 발견되지 않는한 인슐린 용량을 바꾸기 전에 의사는 적어도 위에서 설명한 검사를 5일 동안 계속 실행한다.

아침 식사 전에 실시한 시험은 그 전날 투여했던 인슐린이 아직 그 효

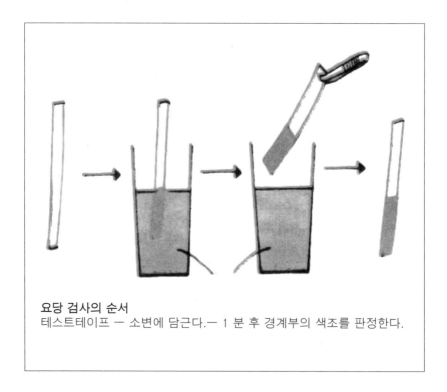

요당 검사의 순서
테스트테이프 ─ 소변에 담근다.─ 1 분 후 경계부의 색조를 판정한다.

과를 나타내고 있는지의 여부를 알려준다. 방광을 비운 후 20분 뒤에 새롭게 고여 있는 소변에서는 당분없이 나타난다.

이 소변은 중복 배설뇨(double void urine-먼저 만들어진 소변)는 배설하고 그 시간에 만들어진 새로운 소변으로서 혈액 내에 당분이 어느 정도 있는지를 정확하게 반영한다. 저녁 식사 후의 시험은 아침에 투여한 인슐린이 가장 강하게 작용하고 있을 때 그 효과를 보여준다.

다른 시간에서의 검사는 모두 하루에 걸쳐 인슐린 효과를 나타내고, 당뇨병아 아니라고 판단하는 것은 위험한 일이다. 이것은 당뇨병 검사하는 일이긴 하지나 제시간을 놓치는 결과에서 잘못된 진단이므로 의사의 지시에 따라 정확한 검사를 받도록 한다.

기억해 두어야 할 것은 진단시에는 반드시 1~2시간 전에 음식을 먹거나 당분을 섭취한 후 검사를 받아야 한다. 중요한 것은 공복 상태에서검사하는 것은 정확하지 않다..

당분이 지속적으로 많으면 가외(加外)로 소변 검사를 해야 한다. 우선 아침에 일어나서 처음 소변 검사를 할 때는 방광이 가득 찼을 경우가 좋다.

이 결과로 취침 동안 방광에 저장된 소변에는 당분이 있는지 없는지를 알 수 있고 따라서 인슐린이 취침하고 있을 때 제대로 효과를 나타내고 있는지에 대한 여부도 알 수 있다.

혈당 검사

당뇨병은 이렇게 막는다

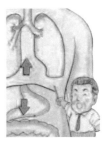

─검사 시기

당뇨병은 요당외에 혈당 검사중 포도당 부하시험과 더불어 진단된다.

혈당 검사와 병행해야 하는 것은 신성 당뇨나 위장 수술 후에 나 식후

고혈당증과 구별하기 위한 것이다.

당뇨가 아니면서도 요당이 나올 수가 있고 오히려 혈당이 낮으면서도

나올 수가 있으므로 반드시 혈당을 검사하여 당뇨병에서 꼭 나타나는

고혈당증인 것을 발견해야 당뇨병이라고 진단할 수 있다.

이 혈당 검사는 이른 아침 공복 때에 일정량의 당질을 취하게 한 뒤 일정한 간격의 시간을 두고 혈액을 뽑아 혈당값을 측정하는 당부하 시험(糖負荷試驗)을 행해야 한다.

검사를 받기 3일 전까지는 식사를 정상적으로 해야 한다. 단식 상태에서 갑자기 반응 시험을 하면 정상인에게도 당뇨병과 같은 혈당치가나온다.

그리고 검사 전날 저녁 식사는 평소처럼 오후 5시부터 8시 사이에 먹는 것이 바람직하다. 저녁 식사를 너무 빨리 먹었다든가 아니면 먹지 않고 검사를 하면 정확할 수 없다.

검사 받는 날 물을 마시는 것은 상관없으나 음식물, 약, 담배 같은 것은 절대 금해야 한다. 먼저 채혈(採血)과 채뇨(採尿)를 하고 난 후에 포도당과 시험식을 취한다. 포도당 반응 시험이나 시험식 반응 시험은 발전되어진 검사 방법을 이용한다.

섭취 시간은 포도당이 5분, 식사가 15분 이내가 좋다. 마시거나 먹은후의 시간을 측정하여 30분마다 채혈 채뇨를 한다. 3시간이 될 때까지30분 간격으로 측정한 후 안정을 취하고 활동해서는 안되며 담배를 비롯하여 간식이나 식사는 하지 말아야 한다.

―검사 방법

 혈당의 검사 방법도 옛날과 비교하여 많이 달라졌다. 다양한 여러가지 방법 중에 쉬운 것으로는 귀뿌리에서 혈액 한 방울을 뽑아내어 1분후에 그것의 혈당치를 측정해 보는 방법이다.

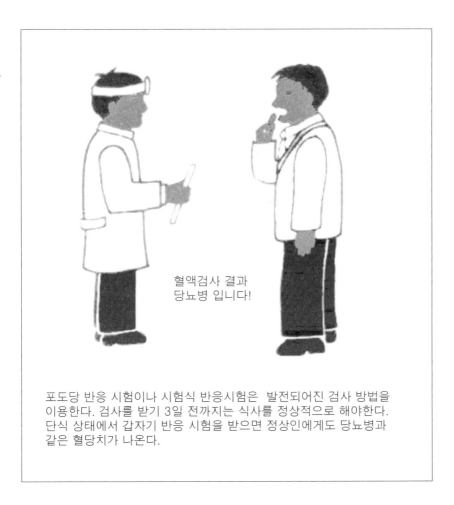

혈액검사 결과
당뇨병 입니다!

포도당 반응 시험이나 시험식 반응시험은 발전되어진 검사 방법을 이용한다. 검사를 받기 3일 전까지는 식사를 정상적으로 해야한다. 단식 상태에서 갑자기 반응 시험을 받으면 정상인에게도 당뇨병과 같은 혈당치가 나온다.

이 방법은 대단히 간편한 방법인 만큼 신중을 기하지 않으면 안된다. 당

뇨 검사 이상으로 주의해야 하므로 의사에게 교육을 받지 않거나 숙달

되지 않으면 곤란하다.

혈당은 항상 정상 범위 내에서 아침 식사전 검사는 방광을 비우고5~30

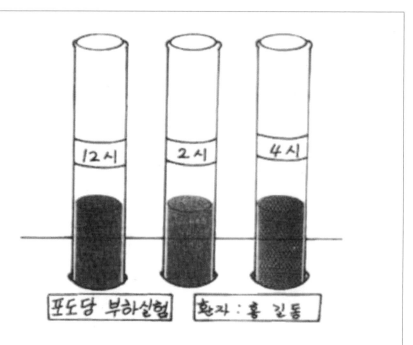

당뇨병 검사는 요당 검사와 혈당 검사를 같이 해야 하는데 혈당 검
사 중에는 포도당 부하 시험을 병행해야 한다. 이 혈당 검사는 이른
아침 공복 때에 일정량의 당질을 먹게 한 뒤 일정한 간격의 시간을
두고 피를 뽑아 혈당치를 측정하는 당부하 시험을 말한다.

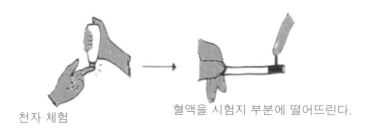

천자 체험　　　　　　　　혈액을 시험지 부분에 떨어뜨린다.

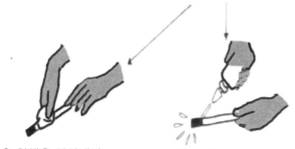

1분후 혈액을 닦아낸다.　　　혈1분후 물을 뿌려 씻어낸다.

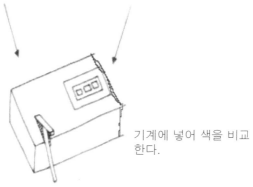

기계에 넣어 색을 비교
한다.

혈당 검사의 순서
천자채혈 ― 혈액을 시험지 부분에 떨어 뜨린다.― 1분 후 물을
뿌려 씻어낸다. ― 1분 후 혈액을 닦아낸다. ― 기계에 넣어 색
을 비교한다.

분 후에 다시 한번 소변을 보아 검사를 한다. 이와같은 방법으로아침 식사 전 혈당이 정상 수치보다 훨씬 높아지면 그만큼 당뇨병의 가능성에 비례한다.

당부하법에 있어서 포도당 섭취는 대개 50g과 100g이 있다. 병원에 따라서 담당의사의 결정에 의해 다르지만 근래에 와서는 그 중간인 75g을 택하는 의사도 있다. 보통 이 포도당을 50g이나 100g을 물에 섞어 마신 후 안정 상태에 있어야 한다.

만약 위 수술을 했다면 100g의 포도당을 섭취하기는 어려우므로 양을 그 반으로 줄인다. 그러나 복통, 구토, 설사 등의 위험성이 있으므로 가능한한 음료로는 포도당 50g에 해당하는 것이 좋고 어린이는 표준 체중 1.75g/1kg가 무난하다.

비타민를 먹는 사람이 포도당 검사를 할 경우 정확하고 현명한 판단이 필요하다. 비타민 C는 대부분 소변으로 배출되면서 당뇨에 대한 시험지 반응을 억제시키는 역할을 한다.

이것은 비타민 C가 당뇨병에 효과를 준다든가 당뇨를 나오지 않게 한다든가 하는 것과는 상관없이 소변 중의 포도당과 시험지와의 반응을방해하는 것에 불과하다.

케톤체 검사

당뇨병은 이렇게 막는다

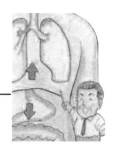

인슐린 주사를 하지 않는 당뇨병 환자는 소변 내에 케톤체 검사를 할필

요는 없으나 인슐린 치료를 받는 환자는 요당 검사 이외에 케톤체검사

도 받아야 한다.

인슐린 치료를 받는 환자의 경우 크리니테스트나 혹은 디아틱스 검사

결과에서 당분이 2%이상이면 케톤체 검사를 한다 . 만약 이 검사 결과

가 양성이면 4시간 후에 다시 한번 더 검사를 실시해야 한다. 두번째 감

사에서도 전과 같이 양성으로 결과가 나오면 의사의 지시대로 따라야

한다.

이와같은 상태가 계속되면 케톤산혈증 즉 당뇨병성 혼수로 곧 이어지게 되므로 소변 내에 케톤체 및 많은 당분이 있는 것을 결코 소홀하게 생각해서는 안된다 . 이 케톤체 검사는 케토스틱스, 케토다이아스틱스, 아세테스트정을 이용하여 간단히 알 수도 있다.

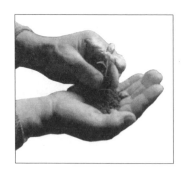

시험지 검사

당뇨병은 이렇게 막는다

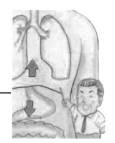

　현대인들은 불편한 병원 출입과 시간의 제약성 때문에 일일이 병원에 갈 수 없는 상황이 많다.그래서 근래에는 요당 검사를 간단하게 가정에서 자기 스스로 검사하게 되는데 대부분의 사람들이 검사는 하면서 식사 방법에 대해서는 신경을 별로 쓰지 않는다는 것이 문제이다.

　소변 검사는 물론 기본적인 지식을 가지고 행하지 않으면 안 된다. 따라서 처음으로 소변 검사를 할 때는 주의가 반드시 필요하다. 일단 의사와 상담해서 단 한번으로 끝나는 검사라면 혼자 할 필요까지는 없다.

스스로 진단하는 방법 중에 아주 간편하면서도 쉽게 검사할 수 있는것이 시험지법(試驗紙法)이다. 이것은 시약을 종이에 침투시켜 건조 시킨 것으로 흔히 약국에서 구입할 수 있는데 여기에다 기소변을 담그었다 빼낸 종이의 색깔 변화를 지켜 보는 방법이다. 정확히 1분 후에 변화를 보는데 꺼낸 종이의 색상이 검은 빛깔에 가까울수록 당이 짙게 나온다.

소변의 분량과 비중 측정에도 상당히 신경을 써야 한다. 매일 하루 동안 받아둔 소변을 측정하는 동시에 비중을 측정하면 일일 배설량이 나온다. 이것을 지난날의 배설량과 비교해 본다.

처음 당뇨병으로 진단된 경우 대개 소변 검사를 까다롭게 느낀다. 그러나 이 방법은 결코 번거로운 것이 아니며 일단 손에 익숙하기만 하면 아주 간단하여 정기적으로 검사하는 것이 부담되지 않는다.

약국에서 구입한 시험지가 햇볕에 바래져 있거나 물에 젖어 있으면 이것은 사용하기에 좋지 않다. 봉합된 용기가 오래 되었는지 구입 전에 용도 기한 일자가 지나지는 않았는지 , 빛에 노출되지는 않았는지, 뚜껑은 잘 닫혀 있는지를 꼼꼼히 살펴보고 사용해야 한다. 제조일이 1년 이상 지났다면 정확하지 않으므로 반드시 확인한다.

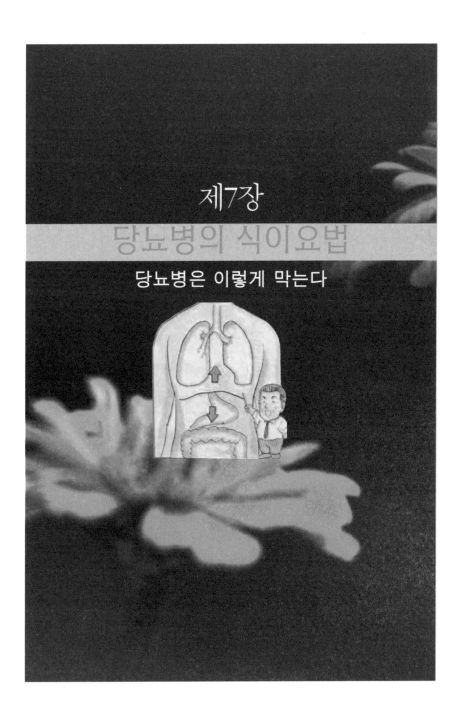

제7장
당뇨병의 식이요법
당뇨병은 이렇게 막는다

당뇨병의 식이요법

당뇨병은 이렇게 막는다

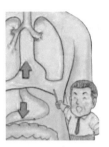

─왜 스트레스를 다스려야 하나

사람들은 흔히 당뇨병과 스트레스가 관련이 없다고 생각한다.

그도 그럴 것이 당뇨병은 혈액 속의 포도당 농도가 높아져 당이 소변으로 나오는 병이기 때문에 정신적인 문제와 관련이 있다고 생각하기 쉽지 않다, 그러나 스트레스를 받으면 우리 몸은 이에 대항하기 위해 스트레스 호르몬을 분비한다. 이 호르몬은 우리 몸이 스트레스를 받는다. 특히 당뇨병 환자는 만성질환을 앓고 있다는 사실과 합병증에 대한 두려

움 때문에 스트레스를 받는 경우가 많으므로 스트레스에 적극적으로 대처해야 한다.

예로부터 스트레스를 만병의 근원이라고 했다.

─스트레스자가 체크 리스트

대한정신과학회에서 제시한 아래 항목 중 몇 개의 항목이 자신에게 해당되는지 체크해 보면 스트레스 정도를 스스로 진단할 수 있다,

지난 한 달 동안 스트레스를 받았을 때 몸에 나타난 증상들을 체크해 보자 5개 이하면 정상이고, 6~10개이면 가벼운 상태, 11~20개이면 중중 스트레스로 판단할 수 있다. 이 경우는 병원에서 검진을 받을 필요가 있다.

1.눈이 피로하다.

2.어지럼증을 느낄 때가 있다.

3.머리가 개운치 않다.머리가 무겁다.

4.때때로 기둥을 붙잡고 서 있고 싶다.

5.목이 아플 때가 많다.

6.때때로 코가 막힌다.

7.때로 입안에 염증이 생길 때가 있다.

8.혓바닥이 하얗게 될 때가 있다.

9.귀에서 소리가 들릴 때가 있다.

10.어깨가 아프다.

11.좋아하는 음식을 잘 먹지 못한다.

12.배가 팽팽하거나 아프다.

13.일할 의욕이 생기지 않는다.

14.등골이나 배가 아픈 경우가 있다.

15.좀처럼 피로가 사라지지 않는다.

16.자주 감기에 걸린다.

17.무엇을 하면 쉽게 피로를 느낀다.

18.식후 위가 무거워지는 느낌을 받는다.

19.때때로 가슴이 두근거린다.

20.아침에 일어날 때 기분이 좋지 않은 날이 있다.

21.최근 체중이 감소했다.

22.손발이 찰 때가 있다.

23. 쉽게 잠들지 못한다.

24. 꿈이 많거나 선잠을 잔다.

25. 새벽 한두 시경에 잠을 깬다.

26. 손발이나 겨드랑이에 땀이 날 때가 있다.

27. 가슴이 자주 아프다

28. 사람 만나는 것이 귀찮아진다.

29. 갑자기 숨쉬기가 힘 들어질 때가 있다.

30. 사소한 일로 화가 난다.

이러한 경우에는 억지로 피하려고 하지 말고 이를 인정하고 받아들여 병이 되지 않도록 스트레스를 해소하는 방법을 익히는 것이 현명하다.

ㅡ스트레스 푸는 방법

사람이 살아있는 동안 스트레스를 받지 않고 살 수는 없다. 스트레스를 받지 않으려고 노력한다고 해도 본인의 의지와는 상관없이 스트레스를 받는 일이 허다하다. 그러므로 본의 아니게 스트레스를 받을 때 스트레스를 풀기 위해서는 무엇보다 마음가짐이 중요하다. 긍정적인 마음으로 살며, 자신이 감당할 수 없는 상황에 지나치게 연연하지 말아야 한다.

또 아무 생각없이 쉴수 있는 시간을 마련해야 한다. 우리의 몸과 마음은 밀접한 관련이 있어서 과로를 하게 되면 스트레스를 받게 된다. 편안하게 친구와 수다를 떠는 것도 효과적이다. 마음이 맞는 친구와 대화를 나누다보면 기분이 좋아지고 스트레스가 풀린다.

많이 웃는 것도 좋은 방법이다. 웃으면 고통과 통증을 줄이는 엔돌핀이라는 호르몬이 분비되고 노화를 촉진하는 코티졸은 줄어들어 기분이 좋아지고 젊어진다. 또 웃으면 온 몸의 긴장이 풀어지고 면역력이 증가하며, 심혈관계 건강도 좋아진다. 그리고 웃음 자체가 운동이기 때문에 운동 효과를 내기도 한다.

화를 내는 것도 스트레스 해소에 효과적이다. 지나치게 화를 내는 것은 좋지 않지만 적당히 화를 내야 병이 생기지 않는다. 스트레스를 풀지 못하면 여러 가지 질병이 생기고 빨리 늙는다.

운동을 하는 것도 좋다. 땀을 적당히 흘리면 근육이 이완되고 엔돌핀 분비가 왕성해져 기분이 좋아진다. 특히 유산소 운동은 스트레스 호르몬을 줄이고, 근육을 이완시켜 흥분상태를 가라앉히는데 효과적이다.

취미생활을 갖는 것도 효과적인 방법이다 취미생활을 하게 되면 스트레스를 주는 요인을 잊을 수 있어 스트레스 해소에 그만이다.

비타민C를 먹는 것도 좋다. 키위,귤,딸기,사과,오렌지,등에 많이 들어 있는 비타민C는 스트레스로 인해 상승한 혈압을 떨어뜨리는 효과가 있고, 혈관을 튼튼하게 하는 작용을 한다, 연어, 참치와 같은 불포화 지방산이 많은 생선류나 요오드가 많은 미역, 다시마 등과 같은 해조류도 긴장을 해소하는 효과가 큰 것으로 알려져 있다,

심호흡 운동도 효과가 그만이다. 편안하게 눕거나 앉아서 숨을 깊이 들이 마신 후, 최대한 크게 숨을 내쉬는 것만으로도 스트레스가 많이 감소한다.

마사지를 받는 것도 좋다. 마사지를 하면 혈액순환이 촉진되고, 근육이 풀어지며 심심이 편안해져 스트레스를 해소하는 데 도움이 된다.

사랑을 하는 것도 효과적인 방법이다. 사랑을 하면 스트레스 호르몬을 억제하는 성 호르몬의 분비가 많아지기 때문이다.

또 과식을 하지 않는다. 스트레스를 받으면 음식부터 찾는 사람이 있는데, 과식을 하면 혈당수치가 올라가 당뇨병을 유발하거나 악화시킬 수 있다.

명상도 좋다. 명상은 스트레스 해소에 많은 도움이 되는 것으로 알려져 있다.

명상을 하면 근육이 풀어지고 뇌의 혈류량이 증가하며, 호흡, 뇌파, 심장 박동이 안정된다. 명상을 하는 방법은 간단하다.

첫째, 몸의 힘을 빼고 허리를 곧추 세운 다음 반가부좌 자세로 앉는다.

둘째. 눈을 감고 천천히 심호흡을 몇 번 한 후 서서히 긴장을 푼다

셋째, 모든 생각을 떨쳐버리고 편안한 마음으로 한번에 15~20분씩 한다.

다만 아무도 방해하지 않는 장소에서 하고, 졸릴 수 있으므로 푹신한 곳은 피한다.

딱딱한 마룻바닥이나 등받이가 있는 의자에 앉아서 하면 효과적이다.

ㅡ당뇨병 예방 및 치료를 위해 꼭 지켜야 할 사항

당뇨병 정복을 위한 10가지 수칙

당뇨병을 정복하려면 계획을 세워 수칙을 지키면서 규칙적인 생활을 해야 한다.

실제로 필자는 병원에서 2형 당뇨병 환자들에게 탄수화물과 섬유소 및 단백질과 지방음식을 적절하게 섭취하게 하면서 매일 1~2시간씩 걷게

한 결과 놀랄만한 치료효과를 보였다.

 또 3주간 집중적인 프로그램 교육이 끝난 후 경구용 혈당 강하제를 복용한 그룹의 50%도 약물을 끊게 되었고, 인슐린 치료그룹의 30%도 인슐린의 도움이 필요없게 됐다.

 나머지 대다수의 당뇨병 환자들도 약물을 최소량으로 줄일 수 있게 됐다.

 그렇다면 당뇨병을 정복하려면 구체적으로 어떻게 해야 할까?

당뇨병 정복을 위해 반드시 지켜야 할 10가지 수칙은 다음과 같고, 이 수칙을 지키면서 긍정적이고 즐겁게 살아간다면 정상인보다 더 오래 건강한 삶을 누릴 수 있을 것이다.

당뇨병 정복을 위한 10가지 수칙

1, 주기적으로 혈당을 측정하라.

2, 소비하는 하루 열량이 얼마인지 파악하라.

3, 식사를 골고루 하라.

4, 매일 1시간 운동을 하고.

5, 배 둘레를 줄이고 다리를 보강하라.

6, 체중, 혈압 및 혈청 지질을 주기적으로 측정하라.

7, 매일 발 관리를 하라

8, 운동 전에는 물을 충분히 마셔라.

9, 친구들과 어울려라.

10, 술과 담배를 끊어라.

혈당 관리수첩을 기록할 때 알아야 할 사항

당뇨병을 제대로 관리하려면 혈당 수치를 자주 측정해서 기록해야 한다. 또 고혈압 환자는 주기적으로 혈압을 측정하고 체중도 측정해야 한다. 작은 정보들이 모여 당뇨병 관리에 많은 도움이 된다.

당뇨병 조절에 도움이 되는 소중한 정보들을 기록해 놓는 것이 바로당뇨병 관리수첩이다.

이것은 혈당과 혈압, 혈청지질 등을 기록하기 때문에 당뇨병의 열거가 수치 변화 패턴을 이해하는데 도움이 된다, 가령 하루 중 자신이 특정시간에 혈당수치가 어느 정도인지 예측할 수 있게 된다

다음은 당뇨병 관리수첩을 더욱 유용한 자료로 활용하는 데 도움이 되는 사항들이다.

첫째, 어떤 음식을 먹는가?

둘째, 식사량은 얼마인가?

셋째, 얼마나 자주 먹는가?

넷째, 운동은 얼마나 하는가?

다섯째, 경구 혈당강하제의 종류에는 무엇이 있고, 얼마나 복용하는가?

여섯째, 인슐린의 종류에는 무엇이 있고, 주사 맞는 시간은 언제인가?

이외에도 특별하게 감정의 변화가 있었다면 시간과 함께 기록해 둔다.

생명을 유지하기 위한 자연식, 채식

인간은 누구나 장수하기를 바란다. 이것은 또한 건강하게 오랫동안 행복하게 살기를 바라고 원하는 것이다, 그렇다면 건강하게 오래 산다는 것은 어떻게 사는 것인가?

옛 문헌인 '연수서' 라는 책을 보면 원래 사람의 수명은 4만3천2백일까지 살 수 있는 것으로 되어 있다. 이것을 나이로 환산해 보면 120세가 된다. 평균 120세까지 살 수 있다는 것이 되는 것이다.

몇 해전 중국에서는 고분 발굴을 하다가 이 고분 속에서 나온 한고서적이 있었는데 이 책은 한의서였다. 여기서 황제가 의원에게 물어보는 말이 있는데 그 내용을 보면 이러하다.

옛사람들은 나이가 1백세가 넘어도 동작이 쇠퇴하지를 아니하였는데 오늘의 사람들은 50이 넘으면 벌써 동작이 쇠퇴해지고 체력이 또 한 약해지는데 왜 그런 것이오? 라고 황제는 의원에게 물었다.

그러자 의원이 대답하기를 "옛 사람들은 식이요법을 잘 알아서 음양조화를 꾀하고, 음식을 조절하며 기거가 규칙적이며 함부로 과욕하지 않습니다. 그러나 현대 사람들은 과음하고 욕심을 내며 취한 후에바로 성을 즐기는 정기가 고갈되고 정신이 쇠태해저 체력이 약해지는 것입니다".라고 대답하는 것이다.

여기서 우리가 신중히 생각해 볼 것은 건강하게 오래오래 살 수 있는 요건으로는

첫째로 과욕을 하지 말아야 하며,

둘째로 음식이 나 음주를 절제해야 하고,

셋째로 과음 한 후에는 가능한 성교를 하지 않는 것이 좋고, 일상생활을 규칙적으로 해야만 한다는 등의 의미가 담겨져 있다. 여기서 덧붙여 말한다면 채식이나 과일을 적절하게 먹으면 좋고, 평소에 체질에 맞는 보약을 먹어두는 것이 효과적이라고 하는 뜻이다. 결국 자연식을 취하라 라고 하는 의미와 같다.

우리가 건강하게 오래 살자면 자연식을 하면 훨씬 건강할 수 있다는 것이 될 것이다. 우리땅에 나고 우리 땅에서 생산되는 생식을 취한다면 120세까지 무난하게 살 수가 있다.

평소 자연식을 습관화해 영양이 듬뿍 들어 있는 자연식을 많이 섭취해 놓으면 몸의 저항력을 길러 주어서 건강할 수가 있으며, 질병 예방도 문제없다는 것이다. 인간은 120세가 평균이라는 생각을 갖고 밝고 욕심 없는 삶을 사는 것이 현명하다.

암 바이러스는 고기나 설탕 같은 곳에서는 잘 증식되지만, 채소나 과일 같은 생명있는 음식에 있어서는 사멸한다고 하니 민간요법이 절대적인 것이다.

과학이란 경험을 토대로 이루어지는 학문이다. 그런데 민간요법처럼 수 만년 인간이 살아오면서 시달린 질병에 이용된 생명식품들을 비과학이라고 한다면 할 말이 없을 것이다.

그러므로 생명 자연과학은 인간의 건강은 물론 질병에 있어서도 근본적인 피로라 할 수가 있는 것이다.

자연과 인간 그리고 인간과 자연. 인간의 힘이 아무리 강하고 자연을 정복한다고 하지만 결국 끝에는 자연 앞에 무릎을 끓는 도리 밖에 없는 것이다. 이는 창조주의 위대한 역사이기 때문이다. 인간은 결국 200년도 살지 못하고 흙으로 돌아가는 존재에 불과하지 않는가?

생식의 경이적인 치료 효과

생식이라고 하는 말은 곧 조리식 에 대칭되는 말이다. 우리가 식사 때 식물성이나 아니면 동물성을 불문하고 거의 조리 하지 않는 요리는 별로 없다. 그러나 조리를 하지 않고 내 놓는 채소나 과일 등이 있는데 이 것을 생식이라고 할 수 있다. 이는 화식보다 몇 배의 영양가가 풍부하고 생명력이 강하다고 하는 것은 잘 알려져 있는 일이다.

일반적으로 생식에는 생야채, 과일, 생선회, 육회, 우유, 달걀등이 있지만 병을 치료하기 위한 목적에 있어서는 생선, 우유, 달걀, 생우유 같은 것은 포함시키지 않고 자연요법에 있어서는 나물이나 채소, 과일과 같은 것만으로 이용이 된다.

우리 민족은 오랜 옛날부터 생식을 즐겨먹는 민족으로 부식의 대부분을 생식으로 취해 왔다. 예를 들면 김치, 깍두기, 장아치, 겉절이 등이 있으며 여름철에는 상치. 쑥갓 등을 그대로 쌈으로 먹는 경우가 많다. 또 과일들은 수박, 참외 복숭아, 포도, 사과 할 것 없이 그대로 깨끗이 씻어

먹었다. 이것이 바로 생식인 것이다. 우리네 속담에 원두막 집 아이는 여름 한 철에 참외만 먹고 살아도 살이 뽀얗게 쪘다라고 하는 말이 있다. 이것이 의미 하는 것은 생식은 곧 영양을 의미하고 건강을 지킨다라는 의미가 된다.

우리는 생각한다라는 말을 종종 들었을 것이다. 산중에 들어가 사는 수도하는 선인 이거나 아니면 높은 고승들이 선에 몰입 할 때 식사는 하지 않고 솔잎이나 과일 만으로 연명하면서 산다는 이야기는 누구나 들어본 일이 있을 것이다.

실제로 지금도 경북 경주의 한 산골마을에서는 어느 종교단체가 오래 전부터 이주해 와서 산위에 살고 있는데 이들은 생식만을 한다고 해서 TV나 잡지 같은 곳에 여러번 취재된 일이 있다. 고구마나 감자는 절대 익히지 않고 그대로 날 것으로 먹고 있는 것이다. 이것만 봐도 인간은 각종 음식을 조리하지 않고도 생식으로 얼마든지 건강하게 살 수 있다고 하는 사실을 알수가 있다.

―태양, 바람, 비, 물 등 자연을 먹자

태양광선의 에너지가 효과가 있다.

우리는 우주 속에 살고 있으면서 자연의 혜택을 느끼지 못하고 사는 일이 많다.

태양, 바람, 비, 물 등이 그것이다. 그 중에서도 우리에게 가장 큰 혜택을 주고 있는 것은 태양이라 할 수 있다.

태양 광선의 에너지 는 바로 생명의 근원이기 때문이다, 생식요법의 세계 권위자인 빌헤르베느 박사는 식품에 포함된 광선의 함유량에 따라 식품의 등급수를 매긴다고 한다, 이것은 동양의 철학적 역학 학문에도 있는 일인데 사방 동서남북 중에 가장 좋은 기로 동쪽의 기를 제1로 꼽는 것과 같다.

여하튼 자연식품 중에서 으뜸으로 꼽는 제 1등급은 채소와 과일 이라 할 수 있다,

우리는 이 생식요법을 함으로서 태양광선의 에너지를 충분히 이용할 수가 있는 것이다.

땅 영양분을 직접 흡수할 수가 있다.

우리의 형체는 대지에 있는 무기염류를 독자적으로 섭취한다고 하는 것은 거의 불가능한 일이다. 설사 어느 정도 가능하다 하더라도 부작용

이 많아 위험 요소가 있을 것이다. 그러나 식물은 대지로부터 영양분을 섭취하고 있는 것이다. 그러므로 여기서 중요시해야만 할 일은 우리가 식물을 생으로 섭취를 하면 우리도 무기염류를 충분하게 공급 받을 수가 있다는 사실이다.

땅에서 듬뿍 빨아들인 무기염류를 우리가 그대로 받아들인다는 것은 바로 건강과 직결 시키는 것이다. 과일도 나무에 매달려 듬뿍 받아 올린 대지의 영양과 더불어 햇빛의 에너지를 받은 과실이다. 이것은 대자연에서 얻어진 결정체 그것이 아니고 무엇이겠는가?

땅의 하늘에서 그대로 받아들인 과실이 어찌 사람의 몸에 이로운 것이 아니겠는가. 그것은 인간도 자연의 일부이기 때문이다.

비타민을 충분히 받아들일 수가 있다.

비타민의 함유량이 가장 풍부한 것은 신선한 야채와 과일이라 할 수 있다. 이는 직접 대지나 태양에서 받아들이기 때문이다.

하지만 이것을 조리하면 비타민은 파괴되고 마는 것이다. 우리가 아는 상식으로도 비타민D 와 E는 열에 강하므로 전부 파괴된다고 볼 수는 없지만 적어도 생식보다는 못하다는 것은 사실이다. 비타민 A와 B는 상당량이 파괴되며, C는 거의 전부 파괴 되고 만다.

비타민 C의 파괴는 다른 비타민과는 비교가 안 될 정도로 심각한 문제가 야기된다. 우리들의 생체는 비타민C 만 충분하게 공급이 된다라고하면 다른 비타민은 감히 논하지 않아도 괜찮을 정도다. 그러고 보면 우리 몸의 영양소 중에는 비타민 C가 차지하는 무게는 상당히 무거운 비중이라고 할 수가 있다. 어쨌든 이 생식에는 비타민류가 충분히 공급이 된다.

식염의 함유량이 가장 적다.

 인체에는 염류가 전혀 없어서는 안되지만 또한 과다하게 섭취되면 무서운 질병을 가지고 온다는 사실을 알고 있을 것이다. 생식에는 바로 무기염류가 풍부하게 들어 있으나, 식염의 함유량은 극히 미소하다고 한다 .1일 섭취향이 불과0.2g~2g 정도라고 할 수가 있다. 이것은 질병에서 오는 구갈이나 음료에 대한 욕구를 완화시켜주는 결과가 된다.

 또한 식염 함유량이 적은 것은 체액의 삼투압에 영향을 미치게 하여 모든 수종병을 고치게 하는 역할을 해준다. 그뿐만 아니라 피부 점막에 있어서는 영양 혹은 소염작용으로 활동하게 된다. 알카리성 식품의 섭취가 된다.

생식의 주재료인 야채는 알카리성 식품이므로 산성화하는 체질을 바꿔준다.

단백질 함유량이 적다.

야채와 과일에는 단백질의 함유량이 극히 적으므로 단백질을 제 한 해야 하는 질병의 생식효과에 적격이다.

단백질의 수요량이 적다.

생식을 할 경우 생화학적 입장에서 보아도 단백질의 수요량은 소량으로 된다.

대체로 그 절량은 1일 30g~40g이 적합하다고 할 수가 있다.

수분 공급량이 적어도 된다.

야채나 과일에는 60~80%의 수분을 함유하고 있다. 그래서 생식의 경우에는 수분의 함량이 많아지고 식염의 경우는 적어지므로 질병에서 오는 갈증을 고치는 힘이 커진다라고 할 수가 있다.

촉매작용이 강한 효소가 섭취된다.

 식물의 날 것에는 소화를 돕는 효소가 함유되어 있다. 그러나 이 효소는 염산에 대해서는 강하나 열에 대해서만은 극히 불안정하여 조리를 하면 파괴되고 만다. 생식의 필요성은 이 효소와의 관계에 있어서도 중요시된다.

생야채나 과일이 갖고 있는 결함을 보충할 수가 있다.

 생식을 할 때는 건강한 사람의 경우에는 3종 이상 질병의 치료에는 5종 이상을 혼식 해야만 각 야채나 과일이 갖는 결점을 서로 보완 할 수가 있다.

포만가가 높다.

 생야채나 과일은 섬유질이 많고 용적이 크므로 적은 칼로리양의 섭취로도 만복감을 느끼게 된다. 그러므로 비만증환자의 다이어트용으로 식사 대신에 과일이나 야채로 습관을 드리는 것이 좋다,

장의 유동 활동을 활발하게 한다.

 식물성 섬유가 대량으로 함유되어 있으므로 장을 자극시켜 운동을 촉

진시켜준다. 따라서 상습변비 환자는 이 생식으로도 충분하게 치료 할

수가 있다.

세포 가 일신된다.

세포가 일신됨으로 전체적으로 젊어진다.

탄력 있게 몸을 부활시키고 강화시켜서 증가체감을 조절할 수 있다.

―생식요법의 효능

온몸 전신에 이용할 경우

* 젊어진다.

* 체질이 개조된다.

* 체약이 정화된다.

* 세포의 신생이 된다.

*탄력있는 몸의 재생과 조절이 이루어진다.

* 모관작용을 촉진시킨다.

소염 작용에 응용할 경우.

화농균으로 인한 염증, 피부의 염증, 결핵성 질환 류마치스 통풍 및 신경통, 설사, 숙변배제 만성변비증, 만성 위염, 위궤양, 호흡기 질환, 열성별, 천식 여름철 뜨거운 태양볕 아래에서는 쉽게 피로하고 당분 부족이 있기 마련이다. 또 갈증을 해결해주는 것이 수박이나 참외 과일이다. 몸에 수분을 공급하고 당분을 주입시켜 주니 나른함이 없어지고 원기와 활기가 생기기 마련이다. 지방과 기후에 따라 알맞은 과일을 키우는데 이것은 경우에 따라 영양식 도 되고 질병예방이나 치료제가 된다. 이러한 우리네 조상들은 과일나무를 바로 뜰안이나 아니면 담 안팎에 심어서 건강을 돌보는데 계을하지 않았다.

그런 뜻에서 가까운 거리에 채비밭을 일구어 놓고 손님이 와도 채전에 나가 뜯어와 밥상머리에 올렸다. 물론 익혀서 내놓는 요리도 많았으나 대부분 생식으로 내어 놓았으니 이것은 질병 예방을 위한 식탁이요, 병 치료 목적을 위한 식탁이 아니고 또 무엇이겠는가?

이리하여 아름다운 풍경에서 심리적 안정을 누렸고, 허기진 배에 영양 보충을 했다 가까운 곳에 심은 것은 이런 것들을 손쉬운 곳에서 구하기 위해서였다. 이리하여 과일이 우리 주변에서 건강을 지키는 파수병 역할을 했다라고 하는 것은 질병 치료에 있어서 깊은 연구가 필요하지 않을까 싶다.

과일은 자연 그 자체, 건강식이자 치료약

우리말에 과일을 많인 먹어두면 건강을 누릴 수 있다. 라는 말이 있다. 이것은 자연식 중에서도 과일이 건강에 차지하는 무게가 얼마나 큰가를 암시하는 것이다. 부모들은 흔히 어린 자식의 건강을 위해 약국에 가서 각종 좋다는 영양제를 사다가 먹이게 된다. 병없이 건강하게 자라기를 바라는 모성애일 것이다. 하지만 이럴 때 필자는 과일 하나를 더 먹이는 것이 건강에 도움이 된다고 말해 주고 싶다.

과일은 싱싱한 맛과 우리 몸에 필요한 각종 비타민이 풍부하게 들어 있다. 그 가운데서도 앞에서 누누히 말했다시피 우리 몸에 가장 필요하고 없어서는 안된 비타민C가 듬뿍 들어있다. 어떤 아이 가 밥은 먹지 않고 과일만 좋아해서 그대로 내버려 두었더니 밥 먹을 때보다 더 건강하고 병도 없고, 아무 탈없이 잘 자란다는 말을 들어본 적이 여러번 있다 이 것은 과일의 영양이 밥의 칼로리보다 훨씬 높기 때문이다. 다시 말하면 과일의 영양학적 가치는 식욕증진은 물론 피로회복에 탁월한 효능이 있다는 것은 우리가 다 아는 사실이다.

향기로운 감미가 나는 것은 물론 당도 높은 당분과 산뜻하고도 시원한 청량감의 주인공인 유기산이 듬뿍 들어있기 때문이다.

과일의 대표적 유기산은 구연산, 주석산. 그리고 사과산이다. 이들은 하나같이 모두 산뜻한 청량감을 주는 동시에 위액의 분비를 촉진시켜주며 피로 물질을 제거함에 있어서 탁월한 역할을 하고 있다. 그래서 여름철의 나른하고 식욕을 잃은 계절에는 과일이 피로감을 깨끗하게 씻어주고 구미력도 되살려주어 활력을 되찾게 도와준다. 특히 여름철의 과일은 더위와 불쾌감으로 의욕을 잃어버린 사람들에게는 효과 만점의 치료제이다.

과일은 이처럼 입맛이 없고 짜증이 생겨나는 계절의 무기력과 허탈감을 제거함에 있어서는 최고의 역할을 한다고 할 수가 있다.

만약 과일이 없었다면 얼마나 무기력하고 답답한 입맛이 아닐까 하는 생각도 해보게 된다.

그래서 과일은 청량감을 준다고 하는 것이다. 여름철 병후군의 원인중 가장 중요하다고 할 수가 있는 것은 산혈증과 수분 전해질대사 의 불균형에 있다. 여름철에는 특히 우리의 체액이 자칫 산성 쪽으로 기울기 마련이다. 그것은 여름의 기온이 높게 올라감으로서 활동의 제약을 받게 된다. 이렇게 되면 입맛마져 없어져 영양상태가 갑자기 떨어지기 때문이다. 이때 과일을 섭취하면 몸의 균형을 바로 잡을 수 있다.

수박, 참외, 포도, 복숭아, 토마토등은 모두 알카리성 식품이기 때문에 몸을 한결 산뜻하게 하고 활력을 넘치게 한다. 이것 말고도 이 과일들은 대부분 많은 양의 수분을 함유하고 있어서 갖가지 무기질 그리고 비타민, 당분을 고루고루 갖추고 있다.

그러므로 체질의 균형을 유지시켜줌에 있어서는 안성맞춤이라 할 수 있다.

이밖에도 여름철에 먹는 과일 속에 포함된 많은 수분은 자연식 예찬론자들이 가장 높이 평가하는 성분으로 꼽고 있다. 그래서 수박을 비롯해서 참외, 포도, 토마토, 등은 생명과 정기가 포함되어 있는 생명수 가 들어 있다고 극찬하고 있다. 다만 농약 성분이 함유되어 있을 수 있기 때문에 그대로 많이 먹으면 피해를 당할 수가 있으니 깨끗하게 씻어내고 먹어야만 할 것이다. 싱싱하고도 먹음직한 과일 이것은 건강을 지켜주는 바로미처 라고 할 수 있다.

배합해서 효과를 높이는 것이다. 하지만 역시 그 원조는 민간약에서 시작이 되었다는 것이 옳은 것이다, 그래서 과일 요법으로도 체질만 맞으면 면역요법으로 치료가 가능하고 남는다.

과일은 우리 곁에 쉽게 있어서 경제적 부담을 크게 주지 않고 구할 수가 있다. 과일처럼 몸에 이로운 자연요법은 아마 없을 것이다.

현대과학이 비틀거리고 있는 이때 우리 선조들이 지켜온 민간요법으로 다시 돌아가 건강을 회복시켜야 하지 않는가 싶다.

비타민C의 여왕 딸기

딸기는 장미과에 속하는 식물이다. 이 꽃은 장미처럼 요염하지 않아도 어딘가 이상하다라는 느낌이 든다. 딸기는 초여름의 과일인데 요즘은 온실의 발달로 계절에 관계없이 볼 수 있는 과일이 되었다. 딸기는 90%가 수분이어서 귤 정도의 칼로리 밖에 없다 라고 할 수 있다. 이것말고도 70%정도의 당분을 제외한다면 비타민A, B1, B2나 니코틴산, 단백질, 지방분 등 영양가는 그리 맞지 않다고 할 수가 있다. 그러나 이 딸기에는 다른 과일에는 그리 많지 않은 비타민C가 듬뿍 들어 있다.

우리가 좋아하는 레몬, 오렌지 보다 딸기에는 비타민C의 함량이 많다 딸기보다 비타민C가 많은 것은 유자껍질이나 귤껍질이다. 하지만 이 껍질만으로 많이 먹을 수 없으므로 과일 중에 비타민 C는 뼈나 이의 건강에는 없어서는 안될 요소이다. 이것이 결핍이 되면 괴혈병을 일으켜 몸에 출혈이 자주 생기거나 아니면 몸에 상처가 생겨도 쉽게 지혈이 잘 안된다. 또 몸에 출혈이 자주 있거나 코피가 나는 수도 있다. 당뇨병에도 좋고 해독작용에도 뛰어난 효과가 있다. 이것 말고도 부신피질의 호르몬의 제조를 촉진하며, 이 호르몬의 분해를 방지하는 역할을 하고 있다. 한때 민간요법으로 가벼운 설사 증세가 있을 때는 딸기를 적게 했는데 딸기에는 강력한 이뇨 역할을 하는 성분이 들어 있기 때문이다. 또한 여드름을 비롯하여 피부질환, 회충 그리고 만성궤양에도 좋다.

딸기즙을 내어 물에 섞은 뒤 이 물로 세수를 하면 피부가 아주 하얗고 고와지며 태양에 손상을 입은 피부 회복에도 효과가 있다.

이것 말고도 딸기는 살균효과가 있다고 하는데 캐나다의 과학자들은 세균이든 시험관에 딸기액을 넣었더니 세균 번식이 둔화되었다는 실험 결과를 발표하였다. 물론 액의 농도가 높을수록 살균효과는 더 큰 것으로 알려져있다. 그 외에도 식이섬유인 펙틴이 다량 함류되어 있어서, 이것이 혈중 콜레스테롤치를 낮추어준다고 한다.

그러므로 .고혈압 예방에도 효과가 있다.

딸기를 비타민C의 여왕이라고 극찬하는 이도 있다. 비타민C는 많이 섭취하면 할수록 체력증진에 도움이 된다. 이것은 비타민C 때문에 호르몬을 관장하는 부신피질이 활발해지기 때문이다.

우리는 보통 딸기를 먹을 때 딸기 위에 설탕을 듬뿍 뿌려서 먹기도 하는데 설탕은 좋지 않다.

그 대신에 꿀이나 우유, 분유등을 뿌려서 먹어도 좋다.

스테미너의 영약 산딸기

딸기는 일반 딸기와 산딸기로 구분할 수 있는데 산딸기는 주로 나뭇가지 넝쿨에 달린다.

초여름의 산야에서 흔히 볼 수 있으며, 특히 산 속 벼랑이나 계곡과 같은 곳에서 사람의 시선을 끄는데, 그것은 푸른 나뭇잎 속에 빨간 열매가 달려 있기 때문이다.

영남인 경상도 쪽에서는 산딸기를 복분자, 또는 북분자 로 칭하는데 이것은 복분자라는 어휘의 변형이 아닐까 싶다.

산딸기를 한방에서는 복분자라고 이르기 때문이다. 이 산딸기 복분자는 장미과에 속하는 식물인데 넝쿨의 잎과 가지에는 작은 가시가 있어서 사람의 접근을 막고 있다. 산딸기는 나뭇잎과 열매가 다 약이 되는데 이 잎은 주로 꽃이 필 무렵 다서 그늘에 말려두었다가 매일50g~200g씩 하루에 3회에 나누어 다려 먹으면 부인병에 특효가 있다.

 다음은 열매인데 강장, 보혈, 지갈, 심계항진, 해열, 이뇨,호흡기질환, 천식등에 효과가 있는 것으로 알려져 있다. 그뿐만 아니라 술을 담궈 먹으면 여성미용에도 효과가 있고 장복을 하면 겨울에도 추위를 느끼지 않는다고 되어있다. 송나라때 구종석 이라고 하는 사람이 있었다.

 어느날 약한 몸을 이끌고 산에 나무를 하러 올라갔다가 산신령을 만났다. 산신령은 기운없이 나무를 지고 내려오는 그를 만나자 기가 허하다고 하면서 산딸기를 먹으라고 일러주었다. 그래서 이 산 저 산 다니며 산딸기를 많이 먹었더니 힘이 생기고 원기가 솟아 올랐다. 무엇보다 양기가 달라지고 소변 줄기가 강해졌다. 소변이 너무 강하게 나와 요강이 뒤엎어졌다는 이야기에서 복분자라는 이름이 붙여졌다고한다.

 복분자는 본초강복에서 보면 신장, 간장을 보하고 음위(위) 또는 붙임을 치료하면서 양기를 소생시킨다라고 되어있다. 한편 피부를 곱게 하고 머리를 섬게 하고 눈을 밝게 하며 몸을 가볍게 한다고 되어 있다.

1. 남성기인 음경을 튼튼하게 하므로 알약을 만들어 여러 날 먹으면 좋다.

2, 당뇨병 치료에도 효과가 있다.

3, 산정죽 콩팥을 보하는데 있어서는 가장 좋은 약이라고 할 수 가 있다.

술에 넣었다가 불에 말려 분말로 환을 지어 먹는다.

 복분자 1되와 술3되의 분량으로 담궜다가 3개월 후에 복분자는 건져내고 술은 반주로 1잔씩 마시면 정력이 강해진다.

설사 위궤양, 객혈, 인후염, 고혈압 치료제 감

 감은 감나무과에 속하는 나무의 열매이며 과일이다. 그러나 전 세계에 다 있는 것은 아니다. 다시 말해서 우리의 동양 특산물의 하나라고 할 수가 있다. 감나무 하면 우리의 환경과 정서에 잘 어울려 아름다운 풍경의 멋을 보여 주었다. 하지만 기후에 대하여 민감한 것이 이 감나무인데 해발이 높은 강원도 영동 산간에는 감나무가 없다. 그 와는 반대로 같은 지역이지만 해풍이 있어서 비교적 따뜻한 강릉 지역에는 감나무가 많이 있다.

 감은 다른 어떤 과일보다도 영양이 풍부하다. 특히 당분으로 포도당과 과당이 14%나 되고 비타민C는 사과에 비해서 거의 8~10배인

40mg~60mg(100g당)이나 들어 있다. 이외도 비타민 A도 1000IU 나 들어 있다. 그러므로 큰 감 두 개면 어른이 하루에 필요한 비타민 C를 충족할 수가 있다.

감의 붉고 아름다운 빛깔은 카로틴계의 색소로서 이것은 몸 안에서 비타민A로 변하게 된다. 그러나 감을 많이 먹으면 떫은 맛이 탄닌산이 철분과 잘 결합 하므로 빈혈을 일으킬 가능성이 크다. 곶감은 비타민 A가 다량 함유되어 있어서 옛부터 야맹증에는 뱀장어간이 최고라고 하지만 이 곶감으로도 충분하게 낫게할 수 있다.

또한 감을 많이먹으면 배를 냉하게 할 수가 있다는 속설도 있기는 하나 이것은 미신으로 보아야 할 것이다. 감을 많이 먹게 되면 그 속에 포함되어 있는 탄닌이 장벽을 수축시켜서 대변이 늦게 나오게 된다. 이것을 나쁘다고 오해를 해서는 안 된다. 덜 익은 감에 알콜을 붓는다든가, 밀봉을 해서 탄산가스를 사용한다든가 해서 물에 녹는 탄닌을 쉽게 안 녹는 화학물로 바꾸는 방법도 있다.

탄니이 혀에 닿으면 떫은 맛이 있는 것은 물에 녹기 때문이다. 감은 원래 칼로리도 많으나 곶감으로 만들면 햄과 거의 필적할 만한 높은 칼로리의 식품이 되기 때문에 살이 찌고 싶은 사람이나 병후 회복에는 아주

훌륭한 영양소가 된다고 할 수가 있다. 만약 등산식품으로 무엇을 가지고 가면 좋겠느냐고 물으면 주저하지 않고 곶감이라고 하겠다. 떡 같은 것도 좋겠으나 이 떡은 물이 없으면 먹을 수가 없다. 그런데 곶감은 언제 어디서라도 간편하게 먹을 수 있다는 점에 있어서 좋은 보존식품이라 할 수 있다. 곶감은 쉽게 부패되지 않을 뿐만 아니라 수분을 잃지 않는 당도 때문에 세균에 대한 저항력이 강하다. 그러므로 곶감을 먹으면 식중독에 걸릴 염려가 없다.

제8장

당뇨병 과 기공법

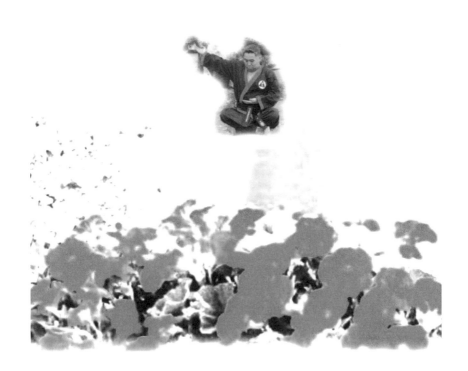

당뇨병과 기공

당뇨병은 이렇게 막는다

　기공 수련을 통해 축적된 기운이 경락을 타고 몸 전체로 흐르면 약하던 신체의 기능이 살아나고 자세가 바르게 교정됨과 동시에 건강에 도움된다. 그리고 기운이 하단전에 모이면 아랫배에 힘이 붙고 굽은 허리가 바르게 서며 기운이 척추를 단단히 하고 척추 부위가 자연히 펴지게 된다. 또한 기공 수련의 스트레칭(준비운동)이 척추 교정 운동이며 그 외 팔, 다리, 몸 전체의 운동이기도 하다.

　우리 인체의 연락망이라 할 수 있는 중추신경계 척추신경은 척추에서 갈라져 나오는데, 척추가 비뚤어지고 잘못된 경우 신경에 압박을 받아 인체 각 부위와 뇌신경 사이의 연락 기능이 악화된다.

　인체의 가슴과 복부로는 자율신경계가 흐르고 있는데 숙변으로 인해

장이 제 기능을 상실하거나 스트레스로 인해 가는 부위 경락이 막히게 되면 만병에 원인이 된다.

 기공 수련을 통해 전술한 신체가 교정되는 점 말고도 몸에 기운을 돌게 하고 기운의 흐름이 정체된 곳을 풀게 하며 기운이 부족한 곳을 메워준다. 그로 인해 신체의 각 부위가 골고루 발달하게 되어 자연히 군살이 빠지게 되고 균형잡힌 몸매도 갖추게 되고 호흡을 통한 자연스런 장 운동은 숙변도 제거해준다. 숙변의 제거는 숙변에서 발생한 유독성분이 몸의 각 기관으로 유입되는 것을 근본적으로 막아 주며 장 기능 및 내분비샘 기능을 활성화시켜 성장 호르몬의 분비, 키 성장에는 물론 아름다운 피부까지 갖게 한다.

 또한 심리적으로도 항상 안정되고 흔들리지 않는 상태를 유지하게 된다. 이러한 마음의 평정을 통해 어떠한 자극에도 들뜨지 않는 내면의 안정을 얻을 수 있다.

 정신 노동으로 인해 머리로만 기운이 몰리게 되면 자연 아랫랫배의 내장기능이 저하되고 이러한 불균형으로 인한 기능의 저하는 곧 몸 전체로 파급되어 전체적 기능이 저하되는 결과를 낳는다. 또한 비뚤어진 자세를 오랫동안 유지할 경우 신경계와 내장 기능이 손상된다. 그러나 기공수련으로 이러한 것들을 극복할 수 있다. 머리로 몰린 기운을 아랫배로 내리고 아랫배에서 다시 머리로 돌리는 순환 과정에서 기운은 다시 몸 전체로 고루 분배되며 장기의 기능이 회복된다. 또한 정체된 기운이 아닌 순환에서 오는 맑고 시원한 기운이 머리로 공급되면서 뇌의 기능이 활성화된다.

─ 기(氣)는 어디에 있으며 기공(氣功)이란

기(氣)는 에너지이며, 따라서 눈에 보이지도 않고 만져볼 수도 없다. 예로부터 지금까지 기(氣)에 대한 정확한 정의는 내려질 수 없으며 여러 학자들의 다양한 주장이 있을 뿐이다. 하지만 기(氣)는 우리가 존재하듯이 모든 만물에 충만해 있다. 기(氣)는 부단히 변화하고 움직이는 신비한 에너지인 것이다. 또한 기(氣)는 인간 생명 전체와 자연계 모두를 좌우하는 중요한 결집체이기도 하다. 그것의 특징은 질량이 가장 작은 단위, 즉 초미량으로 되어 있으며 속도는 초광속성으로 가장 빠르며 시간과 공간을 초월하는 초물질적인 존재다.

오늘날 사람들이 흔히 말하는 기(氣)란 크게 두 가지로 나누어진다고 할 수 있다. 하나는 크고 넓은 의미로 본 유형(有形)의 기이고, 다른 하나는 좁은 의미로 본 무형(無形)의 기(氣)다. 넓은 의미로서의 기(氣)란 보통 사람들이 눈, 귀, 코, 입 등 몸으로 감촉할 수 있고, 좁은 의미로서의 기(氣)란 그와는 달리 의력(意力), 영감(靈感), 심체(心體)로써만 느낄 수 있다. 이 두 가지 의미로서의 기(氣)는 동시에 존재하며 서로 간섭하고 교차하며 시시각각으로 변화하면서 긴밀히 관계한다. 대자연계와 인체 내에는 이와 같은 기(氣)들의 운동과 변화가 무수히 많다.

예를 들자면 비(雨)가 내리는 것은 누구나 보고 느낄 수 있는 일이다. 하지만 비(유형의 기)가 내리기 전에 무형의 기(氣)가 먼저 땅에 내린다. 때문에 어떤 환자들은 관절이 아프다든가 숨이 가쁘고 숨이 막히는 등의 이상한 느낌을 받는다. 이것은 무형의 기(氣)의 작용이라고 할 수가 있다. 사람의 몸은 유형이고 관념은 무형이다. 따라서 우리의 관념은 우리의 행위를 통제한다. 그러므로 기공수련을 효과적으로 하면 몸과 마음을 다스릴 수 있는 능력을 갖게 된다. 한마디로 공(功)은 기(氣)를 수련하는 데 드는 정성을 뜻한다. 따라서 기공(氣功)은 삼조(三調)를 통해서 인체 내외의 기(氣)를 잘 조화시켜 무병장수를 이루려는 일종의 건강법이라고 할 수가 있다. 여기서 삼조(三調)란 조신(調身), 조식(調息), 조심(調心)을 이르는 말이다.

장기적인 긴장 상태는 여러 가지 질병을 유발시킨다. 그러나 이러한 긴장 상태를 풀어주는 여러 가지의 공법이 몸과 마음을 이완시켜 완전 건강을 유지할 수 있도록 도와준다. 기공을 하면 흥분 상태에 있던 대뇌 피질의 활동이 억제 상태로 들어가므로 충분한 휴식을 취할 수 있게 되며 교감신경과 부교감신경의 조절 능력을 높여 주기 때문에 대뇌 활동이 안정되어 기혈을 조절하고 마음을 진정시킬 수가 있다. 한편 마음이 문란해지면 공력도 자연히 떨어지는 것은 당연한 일이라고 하겠다. 인체는 매우 큰 잠재능력을 갖고 있는 에너지의 창고이다. 사람의 대뇌세포는 약 140-160억개 정도인데 평소에 쓰여지고 있는 세포는 10억-20억개를 넘지 못한다. 즉 대뇌 능력의 10%-20% 정도만 활용되고 나머지 80%~90%는 개발되지 못하고 있는 것이다.

기공수련이 깊어지면 사람에 따라서는 여러 가지 생리적인 신비한 능력을 나타내기도 한다. 예를 들면 맥박의 수를 조절하고 몸을 사용하지 않고도 물건을 운반하는 등 사실적으로나 형태, 과학적으로는 해석하기 어려운 기묘한 현상, 즉 초능력이 나타난다. 또한 기공은 내장의 원활한 활동과 신체의 기능을 높여 주어 당뇨병 환자나 예방 향상에도 큰 도움을 주는데 앞서의 예를 볼 때 이는 당연한 일이라 하겠다.

― 항문 조였다 펴기

인체의 각 부위에 고루 분포되어 있는 경락들 중에서 기공이 가장 중요시하는 것은 몸통의 앞쪽과 뒤쪽 한가운데[正中線]에 아래위로 뻗어 있는 임맥(任脈)과 독맥(督脈)이다. 이 두 경락은 이를테면 중앙대로와 같은 것이어서 이것이 잘 소통되지 않으면 다른 모든 경락들도 기혈이 원활하게 흐를 수가 없게 된다.

그런데 임맥과 독맥은 몸통 맨 아래쪽 회음혈이라는 곳에서 서로 맞닿아 있다. 하복부 단전에 축적된 기는 임맥을 따라 아래로 내려가 회음에 이르며, 여기서 독백으로 노선을 바꾸게 되므로 회음은 그 접속점이 된다. 그리고 복강 안을 아래위로 뻗은 또 하나의 경락인 충맥(沖脈)도 여기서 임맥 독맥과 연결되므로 회음은 그야말로 교통상의 요충이다. 뿐만 아니라 회음은 양 다리의 힘이 역학적으로 맞물리는 곳이기도 하다.

회음의 정확한 위치는 남녀 외생식기(성기)와 항문 사이의 밋밋한 곳이다. 이 부위는 임맥과 독맥, 그리고 충맥의 연결점인 만큼 항상 기혈이 잘 흐를 수 있는 상태에 있어야 한다. 그렇지 못할 경우 이들 경락의 기혈 소통을 악화시켜 그 영향이 전신에 미치게 된다. 회음과 맞붙어 있는 항문에 치질이라는 병이 빈발하는 것도 여기에 원인이 있다. 기공에서는 기혈이 회음 부위를 잘 흐를 수 있도록 의수법이나 운기법을 채용하기도 하지만, 그보다는 그 부위를 지압하거나 안마하는 방법이 더 직접적인 효과를 기대할 수 있다. 하지만 회음은 지압이나 안마를 하기에 편리한 부위가 못된다. 언제 어디서나 손쉽게 할 수 있는 부위가 아니라는 뜻이다.

무엇보다도 좋은 방법은 회음 부위의 근육 운동이다. 근육 운동은 수축과 팽창의 반복에서 오는 체적의 변화를 통해 정체된 기혈을 밀어내고 신선한 기혈을 받아들이는 작용을 한다. 그러나 근육 운동을 한다 해도 회음만을 움직일 수 있는 근육이 따로 있는 것은 아니다. 그 주위에 얼기설기 얽혀 있는 다른 근육을 운동시켜 회음도 따라 움직이게 할 수밖에 없다. 회음 주위의 대표적 수의근(隨意筋)으로는 항문 내외괄약근과 항제근(肛提筋)이 있는데, 이것들은 항문 주위에서 회음 부위를 거쳐 외생식기에 연결되어 있다. 그러니까 회음 부위의 운동은 이 근육들을 움직임으로써 가능해진다. 다시 말해서 회음 부위의 운동은 항문의 수축이완, 그리고 요도 및 질구의 수축이완과 동시에 이루어지는 것이다. 보통 때의 항문 수축 운동은 배변할 때 하게 된다.

자세와 요령

[자세] 앉은 자세, 누운 자세, 선 자세 가운데 어느 것이나 택할 수 있다.

[호흡과 동작] 호흡과 동작은 반드시 일치되도록 배합해야 한다.

(1) 천천히 숨을 들이쉬면서 항문을 수축시킨다. 숨을 천천히 내쉬면서 이완시킨다.

(2) 천천히 숨을 내쉬면서 항문을 수축시킨다. 천천히 숨을 들이쉬면서 이완시킨다.

차 속에서건 사무실에서건 다방에서건 아침부터 저녁까지 잠깐씩 틈나는 대로 열 번을 해도 좋고 스무 번을 해도 좋다. 제항 횟수는 처음에는 한 차례에 5회 정도로 하다가 항문에 힘이 생기면 점차로 늘려 나간다. 항문을 수축시키는 강도 역시 처음에는 가볍게 하다가 힘이 붙어감에 따라 점점 강하게 바싹 죄도록 할 것이며, 수축의 지속 시간도 처음에는 2-3초면 되지만 나중엔 5초 이상으로 연장시킨다. 제항공을 할 때는 절대로 호흡이 흐트러져서는 안 된다. 고르고 조용한 호흡을 배합해서 하는 한 제항은 아무리 많이 해도 부작용이 없다. 다만 항문 회음 외생식기 이외에는 신체의 어느 부위도 긴장되지 않도록 방송에 특히 유의해야 한다.

제항공은 회음 부위의 운동을 통해 임맥 독맥의 기혈 소통을 촉진시켜 신체 각 부위와 내장 기능의 조화를 이루게 함으로써 건강 증진과 질병의 예방 및 특히 당뇨 치료에 효과가 있다. 이러한 전신적인 효과이외에도 제항공은 다음과 같이 대증공으로 응용할 때 더욱 그 진가를 발휘할 수 있다.

―태양과 달의 기를 받는다

태양의 기(氣)와 달이나 별의 기(氣)를 받아들이는 것이다. 우리 인간에게는 정(精), 기(氣), 신(神)의 3보가 있다. 또한 하늘에도 일(日)월(月)성(星)의 3보가 있다. 그래서 3보채기법을 수련하여 체득하면 일 월 성의 정화를 받아들여 진기를 보하고 음양을 조절할 수 있다. 태양의 기를 받아들이면 양허(陽虛)를 보 할 수 있다. 달이나 별의 기(氣)를 받아들이면 음허를 보할수 있으므로 자신의 몸 상태에 따라 연공하면 된다.

태양의 기(氣)를 받아들이는 방법.

붉은 해가 떠오르는 장소를 택하여 아침에 선 자세나 앉은 자세를 취한다. 그런 다음 양 눈으로 태양을 계속 주시하면서 그 떠오르는 태양을 서서히 눈앞으로 끌어올린다고 상상하고 눈을 감는다.

눈을 감은 후 그 태양의 형상을 기억하고 있으면 그 기(氣)가 받아들여지기 시작한다. 그러나 태양의 형상을 기억할 수 없으면 한 번 더 동일한 동작을 되풀이한다. 기(氣)를 받아들일 수 있는 해는 일출시의 붉은 해다. 태양의 색이 주홍색이나 오렌지색으로 변하면 눈동자를 상하기 때문에 태양을 보아서는 안 된다.

눈을 감고 태양의 형상을 떠올리면서 자연호흡으로 받아들이기 시작한다.

1) 손바닥이 위를 향하게 하여 양 손을 몸 양측에서

2) 바깥쪽으로 천천히 들어 올린다.

3) 양 손으로 태양의 기를 거두어들인다고 생각하면서

4) 양 손을 천천히 머리 끝으로 들어올리고 손바닥이 밑을 향하게 한다. 거두어들인 태양의 기가 백회(百會)를 통해 몸 안으로 들어가게 한다.

5) 이어서 손바닥이 안쪽을 향하게 하고 양 손을 몸의 앞으로 천천히 떨어뜨린다.

6) 체내로 끌어들인 기(氣)를 단전으로 인도함과 동시에 체내의 탁한 기를 양 발의 측을 따라 발바닥의 용천에 밀어 보내 몸 밖으로 배설하는 것을 상상한다. 술한 방법으로 초심자는 5회부터 점점 늘려 7회, 9회, 11

회 등으로 늘려 가면 매우 효과적이다. 이렇게 기(氣)를 받아들였으면 잠시 동안 단전을 의수한 후 수공을 해야 한다.

― 강타 호흡법

좌식강타호흡법

ㄱ. 자세와 방법

무릎을 꿇고 앉은 자세에서 주먹쥔 양 손으로 오른손, 왼손 교대로 숫자를 세며 하단전을 집중적으로 두둘긴다. 구령에 맞추어 4박자를 속으로 세어도 좋고 아니

면 소리내어 세면 더욱 효과적이다. 또한 자기가 좋아하는 노래를 부르거나 좋은글귀를 외워도 좋다.

자기 이름이나 존경하는 사람의 이름을 불러도 된다. 종교를 가지고

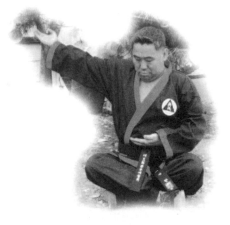

앉은자세는 반가부좌좌 외 마음대로 앉아서 행해도 된다.

있는 사람은 그 종교의 기도문을 외워도 좋다. 이것은 잡념 배재와 마음을 집중시키는 방법이다. 앉는 자세의 종류는 여러 가지가 있다.

ㄴ. 호흡법

호흡은 자연호흡으로 신경을 안 써도 좋다. 자연히 하단전을 두들기다 보면 역호흡이 된다. 인간의 호흡기 계통은 자신의 요구에 따라 호흡 방법이나 호흡의 깊고 빠름을 조절하기 때문에 구태여 호흡법을 추구할 필요는 없다. 그래서 호흡을 자연스럽게 내버려 두면 연공의 실제적인 요구와 공력의 고저에 따라 호흡도 아주 자연스럽게 복식 호흡, 흉식 호흡., 복식역 호흡, 태식 호흡, 동면 호흡 등 여러가지 호흡법으로 이행된다.

ㄷ. 효과

자세에서 무릎을 꿇고 앉으면 첫째 발목, 발의 지압은 물론이고 허리가 쭉 펴지면서 허리 교정을 강하게 해준다. 숫자나 좋은 글귀를 외우는 것은 잡념 배제의 한 방법이다. 자연 호흡으로 단전을 두들기면 자연히 역호흡이 뒤따른다.

입식강타호흡법

ㄱ. 자세와 방법

선 자세에서 주먹쥔 양 손으로 오른손 왼손 교대로 하단전을 집중적으로 숫자를 세며 두들긴다. 구령에 맞추어 4박자를 속으로 세어도 좋고, 아니면 소리내어 세면 더욱 효과적이다. 또는 자기가 좋아하는 노래를 해도 좋고 좋은 글귀를 외워도 좋다. 자기 이름이나 존경하는 사람의 이름을 불러도 된다. 종교를 가지고 있는 사람은 그 종교의 기도문을 외워도 좋다. 이것은 잡념 배제와 마음을 집중시키는 방법이다.

선 고위식, 중위식. 저위식으로 분류한다. 첫째는 기마자세에서 무릎 뒤쪽 각도 170도로 내린 자세로 체력 소모가 비교적 적다.

둘째 중위식은 무릎 뒤쪽 각도 약 130도로 고위식, 저위식의 중간 각도다. 셋째 저위식은 90도로 아주 낮게 앉는다.

ㄴ. 호흡법

호흡은 자연호흡으로 신경을 안 써도 좋다. 하단전을 두들기다 보면 자연히 역호흡이 된다. 인간의 호흡기 계통은 자신의 요구에 따라 호흡 방법이나 호흡의 깊고 빠름을 조절하기 때문에 구태여 호흡법을 추구할 필요는 없다. 그래서 호흡을 자연스럽게 내버려 두면 연공의 실제적인 요구와 공력의 고저에 따라 호흡도 아주 자연스럽게 복식 호흡, 흉식 호흡, 복식 역호흡, 태식 호흡, 동면 호흡 등 여러가지 호흡법으로 이행된다.

ㄷ. 효과

가장 효과를 거둘 수 있는 것이 선 자세에서 연공하는 것 이다. 숫자나 좋은 글귀를 외우는 것은 잡념 배제를 위한 방법이다. 자연호흡으로 단전을 두들기면 자연히 역호흡이 뒤따른다.

ㅡ 와식 강타 호흡법

ㄱ. 자세와 방법

그림과 같이 누운 자세에서 주먹쥔 양 손으로 오른손 왼손 교대로 숫자를 세며 하단전을 집중적으로 두들긴다. 구령에 맞추어 4박자를 속으로 세어도 좋고, 또한 소리내어 세면 더욱 효과적이다. 또한 자기가 좋아하는 노래를 해도 좋고 좋은 글귀를 외워도 좋다.

자기 이름이나 존경하는 사람의 이름을 불러도 된다.

호흡, 흉식 호흡., 복식 역호흡, 태식 호흡, 동면 호흡 등 여러 가지 호 종교를 가지고 있는 사람은 그 종교의 기도문을 외워도 좋다. 이것은 잡념 배제와 마음을 집중시키는 방법이다.

ㄴ. 호흡법

호흡은 자연호흡으로 신경을 안 써도 좋다. 하단전을 두들기다보면 자연히 역호흡이 된다. 인간의 호흡기 계통은 자신의 요구에 따라 호흡 방법이나 호흡의 깊고 빠름을 조절하기 때문에 구태여 호흡법을 추구할 필요는 없다. 그래서 호흡을 자연스럽게 내버려두면 연공의 실제적인 요구와 공력의 고저에 따라 호흡도 아주 자연스럽게 복식 흡법으로 이행된다.

ㄷ. 효과

이 방법은 노약자나 아니면 너무 피곤할 때 실행해도 무방하다.

1. 발풀기

자세와 요령

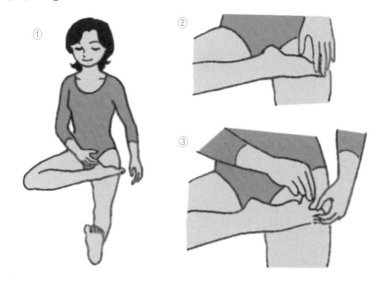

① 다리를 펴고 앉아, 어깨의 힘은 빼고, 등은 둥글게 되지 않도록 허리를 세우고, 오른다리를 왼다리의 허벅지에 얹는다.
② 양 손으로 주무르기 쉬운 위치를 정한다.
③ 5개의 발가락을 1개씩 손의 엄지와 인지로 쥐고 발가락의 뿌리를 벌리듯이 전후로 10회정도 움직여서 풀어준다. 발가락의 첫 번째와 두 번째 순으로 행하여 간다.

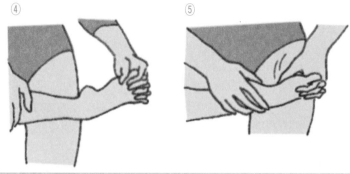

보통호흡

④ 발을 허벅지의 바깥쪽으로 내고 오른 발가락과 왼 손가락을 맞춘다. 특히 소지, 약지를 깊이 뿌리 부분까지 맞춘다.

⑤ 손의 엄지로 발바닥을 자극한다. 발바닥에는 많은 경혈이 있지만 특히 장심(발바닥의 땅을 밟지 않은 움푹 들어간 곳)을 기분 좋게 자극하면 좋다.

⑥ 발과 손가락(발가락 손가락)을 짜 맞춘 채 발목을 우로 5회 좌로 5회 정성껏 돌린다. 발을 바꾸어서 같은 방법으로 행한다.

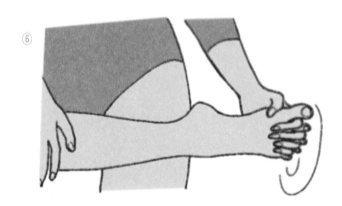

보통호흡

효과

발의 나른함, 피로, 냉기(찬발), 무좀, 티눈, 고혈압증

심장으로부터 가장 먼 발끝과 손가락의 말초신경과 모세혈관을 자극하기 때문에 혈행을 재촉(촉진)시켜 다리의 노근함, 피로, 냉증, 무좀, 티눈, 굳은 살 등 발의 고장에 효과가 있다.

심장의 부담을 가볍게 함으로 고혈압도 20~30 내려간다.

또 발바닥에는 내장의 경혈(또는 급소)이 많이 있기 때문에 내장의 활동을 좋게 한다.

이것은 언제 어디에서도할 수 있는 간단한 행법임으로 발−다리가 나른하다. 냉증이 있다고 느꼈을 때는 텔레비죤을 보면서라도, 참상에 들어가서라도 기분이 좋을 만큼 행한다.

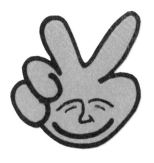

손목 운동

자세와 요령

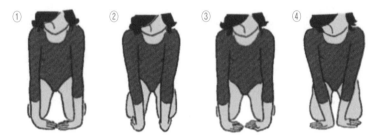

① 정좌의 자세에서 손바닥을 방바닥에 붙인다. ② 손가락을 무릎 쪽으로 향하고 팔꿈치를 편다. ③ 손등을 방바닥에 대고 손가락과 손가락을 맞춘다. ④ 손등을 방바닥에 부치고 손가락을 밖으로 향한다.

내리 누를 때 천천히 숨을 토해낸다

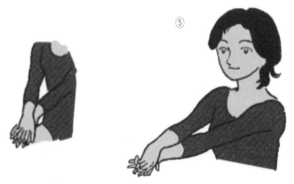

손손

⑤ 양 손목을 교차시켜 손가락 끝을 짜맞추어 숨을 길게 토하면서 안쪽으로부터 1회 전하여 손목을 비튼다. 좌우의 교차를 바꾸어서 비튼다.

보통호흡 / 천천히 토해낸다

목이나 손가락의 통증, 부종, 저림, 관절 류마치스

양질의 혈액을 손목에 보내주기 때문에 손목과 손가락의 통증, 부종, 저림이나 팔의 통증, 관절 류마티즘, 신경통, 건초염(건초=칼집 모양으로, 건을 싸고 안팎 두 층으로 된 점액)등의 손목의 통증에 좋다.

손에는 전신에 미치는 강한 경혈이 집중되어 있기 때문에 당뇨병, 심장질환, 변비, 호흡곤란, 노이로제, 전신피로, 초조감, 소아의 간변을 이르는 벌레등을 개선하여 몸을 건강하게 한다.

바른 자세로 앉아 밀어붙일 때에 토해내는 숨이 긴 호흡을 하면 효과가 보다 높아진다. 그리고 밀어붙였을 때 기분 좋은 통증을 느끼는 방향에 지그시 밀어붙여 혈액을 보내도록 한다.

손가락 운동

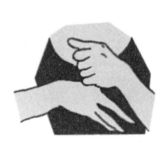

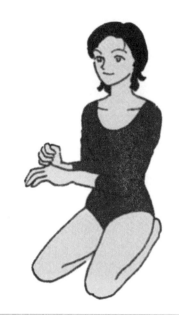

정좌로 앉아 왼손으로 오른손 손가락을
뿌리까지 쥐고 손가락을 하나씩 제껴
천천히 숨을 토해낸다. 기분이 좋도록
정성껏 행한다. 왼손도 똑같이 행한다.

손가락을 제껬을 때 숨을 토해낸다

손가락이나 손목의 통증, 부종, 저림, 관절 류머티즘, 냉증

　손가락의 관절을 풀어 양질의 혈액을 한 개 한 개의 손가락 끝까지 보내 므로
손가락의 통증, 예를 들면 관절 류마티즘 등의 통증을 없앤다.

엄지와 인지의 사이에 있는 합곡이라는 경혈은 두통, 눈의 질환, 고혈압, 귀 울림, 편도염, 치통, 소아의 경풍 등 상반신 전체에 좋다.

손의 경혈은 내장을 정비하므로 전신의 상태를 좋게 한다.

손가락이 굳어지거나 아플 때는 손가락을 꽉 쥐고 제껴서 숨을 토해내기만 해도 편하게 된다.

이 행밥은 목욕탕 같은 곳에서도 할 수 있으므로 되도록 많이 하도록 한다.

꽃시계 자세

정좌 또는 연꽃자세에서 다리를 꼬고 양손은 뒤에서 꼰다.
시계의 문자판을 눈에 있는 듯 이 한다.

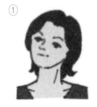 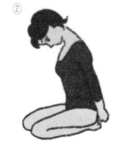 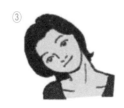

① 1시의 위치에 목을 기울이고 멈추고 숨을 토한다.(내어쉼) 2시, 3시 기울기를 바꾸어 가며 숨을 토한다.
② 4시, 5시 마찬가지로 실행하여 바로 아래가 6시.
③ 9시는 정확하게 옆으로 목을 기울이고 숨을 토한다.
④ 12시는 턱을 올려 위를 보고 숨을 토한다. 반대측도 마찬가지로 행한다.

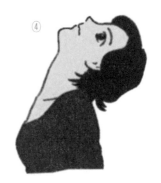

정지하고 숨을 토한다.

목결림(뻐끈함), 어깨결림, 두통, 어지럼증, 구내염, 목구멍의 통증, 귀울림, 비염

어깨로부터 목에 걸쳐서 경혈을 천천히 자극하여 근육의 뻐근함을 풀어줌으로 목구멍이나, 목, 얼굴, 머리에 혈행을 좋게 한다.

목결림(뻐근함), 어깨결림, 두통, 어지럼증, 귀울림, 비염, 축농증 등 귀나 코의 질환, 눈의 피로, 기침, 기관지염 등 어깨로부터 위에 있는 온갖 증상에 잘 듣는다.

정좌 또는 연꽃자세로 다리를 꼬고 통증이 사라질 때까지 구부리고 숨을 토한다, 결코 체조처럼 탄력을 부치지는 않는다.

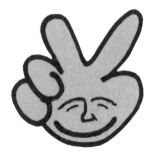

눈 운동

◀ 얼굴은 정면을 향한 채
◀ 목덜미를 세운다.

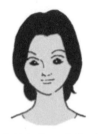

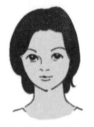

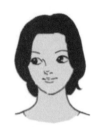

① 두 눈을 크게 뜬 채 시 선을 코 끝에 집중한다.

② 눈을 감고 몇 초 쉬 고 눈을 뜨고 시선을 미간에 집중한다.

③ 눈을 감고 몇 초 쉬고 나서 눈을 뜬채 오른쪽 옆으로 시선을 집중 하고 눈을 감고 몇 초 쉰다. 왼쪽 옆으로 시선을 집중하고 몇 초 쉰다.

눈의 피로, 시력 회복, 매력적인 눈을 만든다

그냥 텔레비를 본다든지 컴퓨터나 TV게임을 지나치게 하는 등 우리들의 생 활속에서 눈을 피로하게 하는 것들이 많이 있다.

또 나이를 먹으면 작은 글자가 잘 안보이게 되거나 바늘귀에 실을 꿰기 힘들 어 진다든지 눈의 활동도 쇠약해진다. 눈의 운동을 해서 혈행을 좋게 하고 조금 이라도 노화를 방지하도록 한다.

눈이 피로하면 두통, 어깨 결림, 가슴이 메스거리는 등 몸 상태도 나 눈은 천 천히 회전시켜 천천히 호흡을 해서 긴장을 푼다. 3분 이상은 하지 않는다.

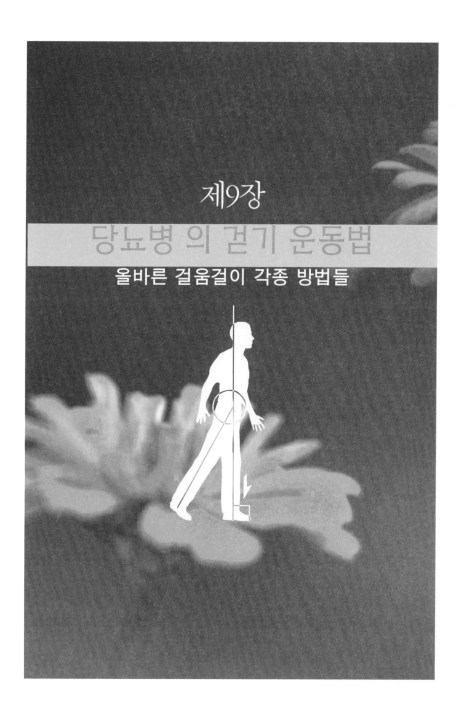

제9장
당뇨병의 걷기 운동법
올바른 걸음걸이 각종 방법들

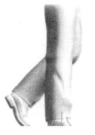

올바른 걸움걸이

당뇨병은 이렇게 막느다

─잘못된 걸움걸이가 삐뚫어진 몸체를 만든다.

우리는 어렷을 때부터 걸움걸이의 가르침에 대해 전혀 모르면서도 인생에 아무 문제없이 살아왔다. 그러면서 우리는 항상 걸어 다니면서 걸움조차도 잘못되어 있으면서도 누구나가 다 그렇게 걸었고 또 그 걸움에 익숙해져 삐뚫어진 몸으로 갖가지 질병을 키우고 있다.

우리가 똑바른 체격은 만병을 물리치고 있다는 사실은 누구나 다 알고 있는 사실이다.

삐뚫어진 몸체는 여러가지 원인으로 만들어진다.

어렸을 때부터 걸음걸이의 습관, 즉 X자 걸음걸이, 8자 걸음걸이, O자 걸음걸이등이 있고 반대로 샐활 습관이나 직업병에서 오는 경우도 있다. 이렇듯 우리는 삐뚫어진 몸체에 관해서는 가벼운 신경을 쓰지 않고 어디가 아프면 우선 손쉬운 약방이나 병원을 찾는 것이 일쑤다.

올바른 걸음걸이에 익숙해지면 자동적으로 팔다리와 몸전체의 조화로 오장 육부와 12경락의 운행이 좋아져서 우리 몸속에 축적된 독소와 막힌 어혈 등이 풀린다.

그것은 보행법과 주행동작이 전신의 유관기관 끼리 서로 도우면서 공명될 수 있도록 인체의 생명공학에 입각해 가장 적합한 동작으로 완성된 생명 조화의 묘법이 있다.

그러면 지금부터라도 올바른 걸음걸이로 보다 건강과 활력을 되찾는 인생관을 바꾸어 보기 바란다.

운동이 보약 보다 좋다. 건강하기 위해서는 운동이 필수적이라는 것은 누구나 잘 알고 있는 사실이다. 따지고 보면 맛사지, 침술, 담배불 뜸뜨기, 운동 등이 우리의 건강을 지키기 위한 근본적인 원리는 같은 것이다.

침은 막힌 혈자리에 침을 인위적으로 자극을 주어 혈을 움직이게 하는 방법이고, 담배불뜸은 맥힌 혈자리를 따뜻하게 하여 자극을 주어 움직이게 하는 것이고, 운동은 움직여서 혈을 유통시키는 것이다. 이중에서 가장 효과적인 방법이 운동이다.

다른 방법은 병이 있는 혈을 찾아서 국부적인 치료법이고 운동법은 전체적으로 누구의 힘을 안 빌리고 혼자서 할 수 있는 방법이다.

운동 중에도 누구나 손쉽게 효과적으로 할 수있는 것이 바로 걷기운동인 것이다. 또한 생활의 필수적인 걸음걸이 이것은 생활 속에서 언제나 할 수 있는운동이다. 다른 운동 처럼 시간과 장소를 요하지도 않고 남여노소의 구애도 받지 않으며, 특히 발마사지는 필연이고 모든 병을 치료 내지는 예방이 된다.

특히 건강한 사람아나 다른 병에도 필수적이지만 당뇨병, 고혈압 뇌졸

증, 뇌동맥경화증은 뇌세포에 산소와 영양 물질을 공급하고 대사산물

을 운반하는 뇌혈관에 생긴 질병으로 모두 운동부족과 관련되는 질병들

이다. 꾸준히 운동을 하면 우선 심장이 단련된다.

발을 통한 신체 불균형

─발을 통한 신체 불균형

현대인의 잘못된 자세와 걸음걸이등 으로 인한신체불균형은 스트레
스, 만성통증,그리고 각종 질병의 원인이 된다.
신체불균형으로 인한 일반적 증상은 다음과 같다.

1, 발이 이유없이 아프고 쉽게 피로를 느낀다.
2, 오래 걷지못하고 다리가 아프다.
3, 신발이 왼쪽만 유난히 아프다.
4, 허리가 아프거나 무릎,발목등의 관절이 아프다.
5, 목이 뻐근하고 어깨가 결린다.
6, 만성요통 및 결림 혈액순환 장애등 질병의 원인이 된다.
7, 히스테리, 의욕저하, 자신감 상실의 원인이된다.

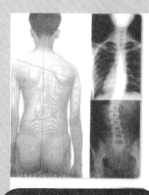 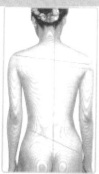 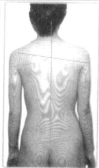

층만증 환자의
모아래 사진과
X-RAY 와 비교

근육이 틀어지
고 경직되어 있
는 체형

이렇게 단련된 심장은 힘있게 뛰면서 뇌와 온몸에 골고루 피를 보내준다. 따라서 유연한 혈관의 탄력으로 건강을 유지한다. 또한 심장이 힘있게 뛰면 혈액순환이 빨라지면서 혈관 벽을 굳게 하는 콜레스톨이 혈관 벽에 들어붙지 못하게 하며 또한 뇌에 보내는 산소와 영양물질의 공급도 좋아지고 대사 산물도 빨리 내보내어 뇌의 피로도 빨리 풀고 그 기능도 왕성하게 한다.

걷는 일은 모든 운동 가운데서 가장 긴 시간을 점하고 있는 데다가 누구나 쉽게 할 수 있는 최량의 운동이다.

걷는 것은 주로 다리 운동인데 호흡기 기능도 촉진해 자연히 전신적인 운동이 된다. 또 정신적인 노력을 필요로 하지도 않고 장시간 계속하고 있어도 비교적 피로가 적다.

공기가 좋은 환경이나 조용한 자연 속에서 걷기를 계속할 때에는 신체의 발육에도 매우 바람직한 효과를 가져다 줄 것이다. 그러나 최근 교통 기관의 발달과 학습이나 사무 능률의 향상에 따라, 사람들은 점점 더 걷지 않게 되고 또 걷는 것을 좋아하지 않게 되었다. 중년이 지나서부터는 노쇠 현상이 나타나는데, 사람은 먼저 다리부터 늙어간다고 이야기되고 있다. 뿐만 아니라 젊은 때에도 신체 발육의 기반은 다리이기 때문에 이것을 소중하게 여겨 단련할 필요가 있다.

올바른 걸음걸이

1,걸을 때 양팔의 동작을 통해 허리와 엉덩이의 회전과 공명하는 양 팔은 손가락 사이를 자연스럽게 벌리고, 손 끝이 서로 마주보게 하여 가볍게 좌우로 흔들며 이 때 팔을 뻗치는 편의 반대쪽 발 뒤꿈치를 충분히 들면서 몸이 뜨는 느낌의 동작 기운을 키운다.

2, 양발을 지면에 붙이고 허리를 충분히 돌리면서 몸몸의 좌우 회전 진행에 온몸을 넓혀 주기 위한 동작이다.

3, 두 눈은 먼 곳을 바라보되 양미간을 활짝 펴고, 입은 미소를 머금은 채 가볍게 다물며, 혀끝은 윗잇몸에 올려붙인다. 잡념은 모두 털어버리고 가벼운 마음으로 걷기를 즐기도록 한다. 보행 속도는 1분 간에 50-60보가 적당하나 익숙해진 후에는 신체 상태를 보아 가며 적당히 속도를 늘려도 된다.

양 무릎은 고정시킨 상태와 구부린 형태의 두가지 자세에서 할 수 있다.

시선은 항상 정면을 보면서 양팔이 돌아가는 방향으로 어깨를 따라 허리와 엉덩이도 같이 움직인다.

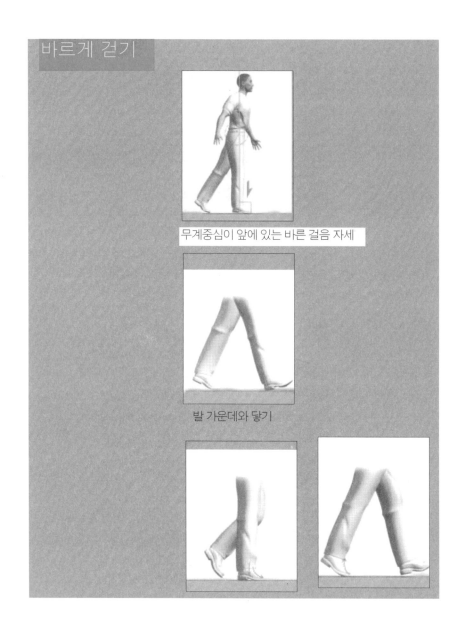

무계중심이 앞에 있는 바른 걸음 자세

발 가운데와 닿기

4, 걸울 때 무릎을 앞으로 내밀지 않고 뒤로 젖히는 모양으로 동작을 취하며 출발과 동시에 전신 중심을 잡아 상체와 무릎이 같은 방향으로 진행하고자 일체감을 갖는다.

실제로 무릎이 앞장서서 나가면 몸은 이끌려 가는 듯이 진행한다.

전체 중심을 잡아 일체감 있게 나가면 몸 전체가 능동적으로 진행하는 식이 된다.

5, 양발의 좌우 접촉은 발바닥 구동 중심의 흐름은 발 디꿈치 우너형부분의 기점을 시작으로 엄지 발가락의 원형쪽으로 흘린다.

6, 걸움을 교대하는 동작에서 바닥에 내 딛는 동작을 습관적으로 떨어뜨리어 버리지 말고 살려낸다. 그 핵심은 발을 쿵 하고 내려 놓았다가 무의식적인 동작으로 다시 들어 교대하는 것이 아니라 발을 지면에 내려 놓을 때 "쿵" 하고 한번에 내리 꽂으며 힘이 바닥을 그냥 부디치는 것이 아니라 자연스럽게 쿵웅 하는 식으로 발이 바닥에 부딪치는 순간 반동하는 힘을 가지고 무릎을 가볍게 들면서 앞을 향해 움직인다.

그러면서 바닥을 찍는데 걷는 목적이 있는 것이 아니고 일단 부담해야할 인체의 하중을 가볍게 받아 다음으로 나가는 것이 목적이기에 지면에 닿자마자 살짝 들 듯이 반동을 주어 다음 동작과의 원활한 동작을 취한다.

마치 고양이가 소리없이 걷는 것처럼 부드러운 느낌으로 양 발의 교대

를 이룰 수 있다.

―보행의 원리

올바른 보행의 원리를 이해하는 것이 신체 균형 회복의 출발점이며
발마사지 보다도 더중요하다.

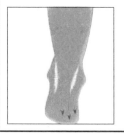 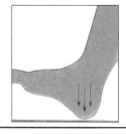
보행시 발뒤꿈치의
바깥쪽이 제일 먼저
지면에 닿게 되며,
이때 발근육은 이완
될 준비를 한다.

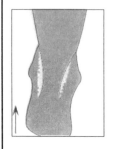 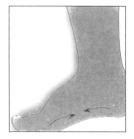 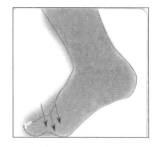

발이 안쪽 또는 바깔족으로 돌아가 있는 상태에서는 정상적인 걸음이
불가능하므로 보행시 각관절과 근육에 무리를 주게 되어 신체불균형
을 초래하고 이로 인해 신체에 통증이 야기된다.

바른 걸이의 기본

1, 복부를 긴장시켜 자세를 바르게 한다.

2, 무릎은 펴서 보폭을 넓힌다.

3, 피로하지 않을 정도의 속도로 걷는다.

4, 발에 맞는 구두를 선택한다.

5, 상하 좌우의 움직임을 적게 한다.

6, 똑바로 걷는다.

7, 발바닥의 아치를 살려서 걷는다.

8, 손을 흔들며 걷는다.

9, 좌우 대칭으로 걷는다.

10, 심장과 폐로 걷는다.

기본자세를 익혔으면 워킹을 시작한다. 심호흡으로 들어 올려진 몸이 비스듬히 앞으로 끌어 당겨지듯이 걷는다. 즉, 몸 전체로 워킹을 하는 것이다.

허리를 정점으로 해서 다리를 내민다. 걸음을 걸을 때는 무릎 아래의 다리만이 아니라 넓적다리로도 걷는다. 이것은 허리를 정점으로 다리를 내밀도록 하는 것이다.

왼쪽 다리를 내밀면 허리도 왼쪽으로, 또 오른쪽 다리를 내밀면 허리도 오른쪽으로 움직이도록 하는 것이 좋다. 허리를 중심으로 하여 다리가 나가게 되면 그만큼 다리가 길어 보이고, 보폭이 넓어진다. 이 동작을 계속하면 다리를 가늘게 하는 효과는 물론 쉐잎 엎 효과도 기대할 수 있다.

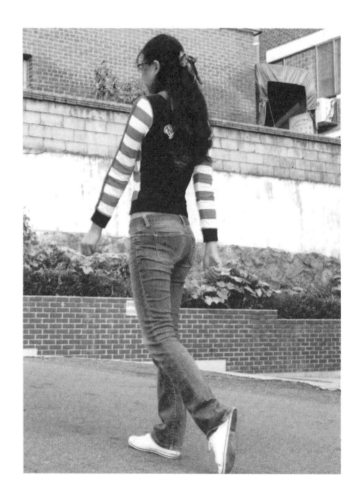

걸음걸이 운동의 효과

당뇨병은 이렇게 막느다

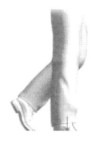

─혈액 순환

혈관의 상태가 좋아지면 혈압의 흐름도 역시 좋아지는데 혈압은 보통 120~80mhg이다. 즉, 혈관의 최고와 최저 압력으로 120mhg란 심장이 혈액을 방출하는 동맥에 주어진 압력이요, 80mhg는 심장이 움츠러 들었을 때의 압력이다. 물론 이것은 안정되어 있을 경우이다.

평소 운동을 하는 사람은 탄력성이 있으므로 혈압 수치가 내려갈 수도 있지만 체력이 약한 사람은 혈압 수치가 높아지며 대체로 운동을 하거나 흥분을 하게 되면 혈압이 올라가게 되어 있다.

걸을 때의 충격은 뇌의 혈액 순환을 좋아지게 하는데 이것은 혈압이 낮아지게 하여 콜레스테롤의 증가를 막아주는 것은 물론 심근경색과 뇌경색을 예방하고 폐의 기능을 높이는 데에 큰 역할을 담당한다.

혈관이 증가하면 자연히 이곳이 넓어져 혈액이 부드럽게 순환하는 동시에 혈압은 내려가게 된다. 이것은 동맥에 부착되어 있는 콜레스테롤을 제거하여 심장병을 막아주고 설사 발작이 일어난다고 하더라도 혈액 공급이 원활해서 회복이 빠르다.

미국의 운동학자 K.H. 쿠퍼 박사의 설명에 의하면 버스 운전기사는 계속 걸어 다니는 안내양에 비해 약 2배나 심장병에 많이 걸린다는 통계가 나온 적이 있다.

우리나라에서도 우체국 직원의 건강 진단을 실시하였더니 배달부에 비해 실내 사무실 직원에게 심장병이 걸린 비율이 높다는 결과가 나왔다.

이처럼 다리 운동 여하에 따라 심장병의 발병률도 다르다. 따라서 걷는 사람보다 걷지 않는 사람이 심장병에 걸릴 확률이 높다는 것을 알 수 있다.

—근육 강화

걷기는 어느 운동보다도 많은 근육을 사용하게 되는데 다리의 근육만이 아니라 배의 근육, 둔부의 근육도 사용하는 것이다. 한걸음 다리를 내딛는 것은 다리의 근육 반복 운동을 하는 것과 마찬가지이며 다리의 근육을 강화하는데 도움이 된다.

특히 제 2의 심장이라고도 하는 다리는 걸음으로써 근육이 수축 신장을 되풀이하여 다리에 고이기 쉬운 혈액을 심장으로 환류(還流)시킨다. 이로 인해 신체적 긴장은 자연히 풀어지게 되는 것이다. 당뇨에 걸리면 자연히 섹스 능력도 약해지게 되는데 많이 걸을수록 근육이 단단해진다.

이렇게 되면 점차 근육이 튼튼해지는 동시에 힘이 유연해져서 성 능력도 향상되는 것이다. 이 같이 허리 근육을 단련하는 것은 요통 방지를 하는데 있어서는 가장 좋다.

근래에 와서 높은 건물이 많이 생기면서 건물에 들어서면 엘리베이터를 찾게 될 정도로 엘리베이터가 없는 곳이 없다. 걷는 것도 평지보다는 언덕길과 계단을 이용하여 훈련하는 것이 효과적이다.

우리가 불과 10여 계단만 오르내리는 것도 근육 활력에 놀랄 만큼 많은 도움을 준다. 올라가는 경우에는 신체의 중심을 밑에서 위로 이동하는 것이기 때문에 다리의 근육을 사용하게 되므로 상당한 운동량이 필요하다.

반면에 계단을 내려가는 것에는 평형감각도 필요하기 때문에 산에 올라가는 것보다는 내려가는 것이 더 힘들다고 하는 것이다. 이것은 신체가 아래로 떨어지려는 기울기가 있기 때문에 이것을 억제하려고 전신의 근육이 상당한 힘을 필요로 하기 때문이다.

특히 팔과 엉덩이를 사용하여 몸을 꼿꼿이 세움으로써 평형감각(균형)을 유지하기 때문에 다음날 대퇴부가 단단해지고 아프게 되는 것이다.

등산

근육 강화를 더욱 효과적으로 하는 것이 바로 등산이다. 등산은 걷는 운동에 있어서 가장 최상의 방법이다. 우리는 언제나 단조로운 작업을 되풀이하기 때문에 무의식적으로 같은 자세, 같은 근육, 같은 신경만을 쓰면서 살아가고 있다. 그래서 잠자리에 들어 휴식을 취한다고 해도 피로가 완전히 가시지 않는 것이다.

그러나 과로나 슬픔, 또는 심리적인 스트레스에 쌓였을 때 여행이나 등산을 가면 풀려진다. 등산을 하면 상쾌한 바람, 푸른 하늘, 수목들의 빛깔, 지저귀는 새소리와 같은 자연에 의해 병은 어느새 낫게 되는 것이다.

등산은 건강한 사람이 건강을 유지하기 위해서도 좋지만 고혈압, 비만, 신경통, 성인병 또는 운동 부족으로 인한 자각 증상이나 만성 증상이 있는 사람의 경우 질병을 예방하기 위해서도 좋다. 체력의 쇠약을 의식하는 사람이라면 등산의 증강 효과를 기대할 수 있다.

특히 당뇨병 환자가 등산을 취미로 느낀다면 진정한 운동이 될 것이다. 당뇨병 환자가 등산을 즐기기 위해서는 코스라는 것이 중요한데 경치가 어떤가를 고려하는 것보다 부상이나 사고를 없애기 위한 난이도를 고려해야 할 필요성이 있다.

—편평족 방지

발이 바깥쪽으로 휘고 안쪽으로 뒤틀려 있는 것을 외반편평족(外反扁平足)이라 한다. 이것은 내반족과는 전혀 반대의 형태를 하고 있다.

폴리오에 의한 것이 많고 경시해서는 안 된다. 선천성의 외반편평족은 흔하지 않으며 물건을 잡고 일어설 때나 겨우 걷기 시작할 때 발병하는 것은 발에 힘이 생기면 정상화되므로 우려할 필요가 없다.

갓난아기에서부터 아동에 걸쳐 발병하는 것은 발의 인대(靭帶)나 근(筋)이 약해서 체중을 유지하기 어렵기 때문인데, 잠잘 때는 정상이지만 일어서면 이상 증세가 나타난다.

발의 통증이나 하퇴부의 통증이 없는 것은 발의 훈련에 의해 정상적으로 된다. 포리오에 의한 것은 발의 고정 장구를 사용하는 것이지만 근건의 수술을 통해 좋은 결과를 가져올 수도 있다.

인대나 근이 나타날 경우는 모래나 부드러운 흙을 맨발로 밟아주면 저절로 좋아진다. 또한 어린이의 신발 밑창이 너무 단단하면 발에 악영향을 주게 되고 그것이 원인이 되어 고정된 편평족이 될 우려도 있으므로 주의한다.

선천성 외반편평족-

 아주 드문 것이기는 하나 특징적인 형상을 보여준다. 즉, 발의 전반은 발등 쪽으로 휘어져 있고, 후반은 뒤의 위쪽을 향해 휘어져 있어서 발이 마치 배의 밑바닥 모양으로 되어 있다.

 젖먹이의 발은 장심 부분에 지방이 많아 볼록한 것인데 이는 편평족은 아니다. 걸어 다니게 되면 차츰 사라지고 장심이 제대로 돌아오게 된다. 아킬레스건을 절단해서 발바닥 교정기(矯正器)로 거골과 종골을 교정해 줄 수 있는데 심한 저항이 수반되므로 치료하기가 어렵다.

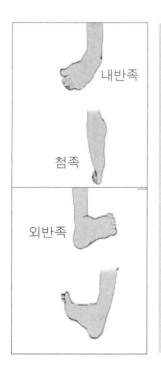

내반족

첨족

외반족

〈▲다리의 이상-내반족(內班足)은 발이 안쪽으로 굽고 전체가 바깥쪽으로 뒤틀리며 발바닥이 내상방(內上方)을 향한 것이다. 외반족(外班足)은 발이 바깥쪽으로 휘고 안쪽으로 뒤틀려 잇는 것을 말한다. 첨족(尖足)은 발끝이 밑으로 처져서 위로 올라가지 않는 것을 말한다. 구족은 발끝이 밑으로 처져서 위로 올라가지 않는 것을 말한다. 구족(鉤足)은 첨족과 반대로 발끝이 위로 휘어 발바닥 쪽으로는 굽힐 수가 없는 것을 말한다.〉

정력학적 편평족

발의 인대가 약하기 때문에 섰을 때 발에 무게를 가하면, 인대가 이완되어 발을 지탱하지 못하고 발이 안쪽으로 기울어져 외반(外反)한다. 그러나 누워 있을 때는 변형이 없고 장심도 보인다(이완성 편평족). 유아의 발은 대부분 이러한 상태를 보이지만 걷는 동안에 인대가 강화되어 편평족의 상태를 벗어나게 된다. 그러나 소년기에 강화되지 못한 발에 대해 무리를 주게 되면 이완된 인대가 원상태로 돌아올 수 없고, 또한 발 뼈의 위치가 변동을 일으켜 결국은 고정된 외반편평족이 된다(고정성 편평족).

오래 걸으면 발이 아프거나 쉽게 피로해지는 등의 증세는 보통 하루 푹 쉬고 나면 이튿날은 이상이 없어진다. 그러나 이런 증세가 반복되는 동안에 발등이나 복사뼈에 통증이 남아 밤에 발의 화끈거림이 지속되어 발의 변형이 나타나면 발의 통증뿐 아니라 하퇴의 바깥쪽에서 무릎에 걸쳐 통증이 일어나며 이것은 다시 대퇴부 통증이나 요통을 유발하게 된다.

변형성 관절증으로까지 진행된 것은 걷기 시작할 때 아프고, 조금 지나면 통증이 감소하였다가 다시 시작하는 등의 변동이 심한 통증이 생긴다.

이럴 경우 우선 근과 인대의 힘을 길러주도록 하는 것이 중요하다. 어린이는 바닥이 딱딱한 신발을 신기지 않도록 하며 바닥이 부드럽고 발가락을 여유 있게 움직이는 게 지장이 없는 넉넉한 신발을 신킨다.

풀밭이나 잔디 또는 푸른 땅이나 모래를 맨발로 밟게 하여 발을 훈련시키고 발에는 혈행이 순조롭도록 마사지와 온욕(溫浴)을 한다. 취침할 때에는 발을 높게 하여 발의 피로를 덜어 줌으로써 고정성 편평족이 되지 않도록 주의한다.

통증이 심한 경우에는 장심을 교정하기 위해 발바닥 삽판을 이용하며 그 밖의 발의 마사지와 발바닥 밑 부분에 대고 끌어당기는 교정 밴드를 이용한다.

외상성 편평족

복사뼈의 골절로 인하여 안쪽으로 아탈구(亞脫臼)했을 경우, 정복이 불충분하면 외반편평족위를 취하게 되는데 몸무게의 중량이 가중되면 거골이 안쪽으로 옮겨져 편평족이 된다. 또한 뒤꿈치에 생긴 골절의 경우에도 편평족이 되기 쉽다.

골절에 대해서는 편평족을 일으키지 않도록 정복 고정을 주의해서 하고, 고정 붕대 제거 후에도 발바닥 삽판을 사용하는 등 편평족 예방에 신경을 쓴다. 이미 편평족이 되어 동통이 심한 것은 관절 고정 수술이 요구된다.

마비성 편평족

대부분은 척수성 소아마비(폴리오)에서 발생하는 것으로서 전후 경골근의 마비가 원인이 된다. 또한 척수 손상이나 말초신경(골신경)의 손상에 의해서도 야기된다. 건(腱) 이식수술을 해서 장심을 유지시키거나 교정화나 발바닥 삽판 등을 이용하여 치료를 한다.

이상과 같은 편평족도 걷기를 많이 하면 고쳐진다. 초등학생 중에 장심(掌心)이 없는 아이는 없다. 사람이 어머니의 뱃속에서 막 태어났을때는 발바닥에 지방이 붙어 있어서 3살 정도가 되기까지는 누구나 편평족이기 일쑤이다.

이 지방이 제거되어 장심장이 옴폭하게 형성되는데 너무 걷지 않으면 이 지방이 발바닥에 붙어 있는 채로 굳어져 평발이 된다.

당뇨병 환자의 경우 특히 맨발로 걷는 것이 좋다. 맨발로 걸으면 장심이 단련되어 발바닥이 튼튼해지고 혈액 순환이 원활하게 된다. 그러므로 따뜻한 계절에는 집 주위나 정원을 맨발로 걷거나 바닷가의 모래사장 위를 오랫동안 맨발로 걸어보는 것도 좋은 운동이다.

 겨울철 눈 위를 걷는 것도 좋다. 쌓인 눈 위를 걷는 일은 모래 위를 걷는 역할과 비슷하다. 눈 위에 신발을 신고 걸으면 겨울 하이킹도 되고 눈 위를 오래 걸으면 에너지가 대단히 소비되어 운동 효과도 볼 수 있다.

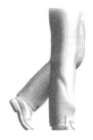

걸움걸이 운동을 즐기는 방법

당뇨병은 이렇게 막는다

―걸움걸이 연구

걷는 것의 효과를 알았다고 한다면 하루 중 20분 정도로 걷는 일과를 만드는 것이 좋다. 이것은 걷는 시간을 기다릴 것이 아니라 적극적으로 걷는 기회를 자신이 만들어 내어 틈틈이 하도록 한다.

아침 식사 전에 약 1시간 정도 일정한 거리를 정해서 한 바퀴 돌아오는 것도 좋다. 또는 점심시간 후 짧은 시간에 건물 옥상에라도 올라간다. 이렇게 걷는 일에 관심을 가지고 습관이 되면 저절로 운동은 이루어지는 것이다. 걸을 때는 연구를 하면서 걷도록 하자.

이미지 훈련을 하면서 걷는다

스포츠선수는 보다 이상적인 자세와 경기 장면을 그리는 이미지의 훈련을 하기 마련이다. 예를 들어 테니스의 리시브, 골프의 스윙, 야구의 피칭 등의 자세로 걸으면서 이미지의 훈련을 계속하면 언젠가 그대로 자세가 이루어진다.

다운 웟칭을 하면서 걷는다

평소에 전혀 신경을 쓰지 않았던 출근 시간의 거리도 시각을 바꾸어 걸어보면 색다른 것을 발견할 수 있다. 예를 들어 자신의 눈으로 거리를 보고 거리의 움직임, 사회의 움직임을 주시하는 것이다.

외국어 공부를 하면서 걷는다

걸으면서 눈에 보이는 것은 무엇이든지 간에 다 영어나 일어로 해본다. 당장 하지 못하는 것은 나중에 조사해서 해 보는데 이것을 회사 출퇴근 시간에 매일 걸으면서 되풀이하면 실력도 자연히 늘게 된다.

복잡한 거리를 걷는다

다른 사람과는 부딪치지 않도록 빠른 속도로 걸어보는 방법이다. 다만 이것에는 자신만의 페이스가 아니라 타인의 움직임을 고려하여 페이스와 방향을 바꾸지 않으면 안 되기 때문에 상당한 순발력과 능력이 요구되어진다.

아이디어를 생각해 가면서 걷는다

무엇인가 걱정거리가 있을 때, 가만히 생각해도 묘안이 좀처럼 떠오르지 않을 경우가 있다. 그런 경우에 근처를 한 바퀴 돌면서 천천히 생각해 본다.

하루 1만보 정도는 걷도록 한다

걷는 습관을 몸에 익혀서 의식적으로 하루에 1만보 정도는 걷도록 한다. 경쾌하게 걸으면 1분에 100보, 1시간 40분에 1만 보를 목표로 한다. 또 맥박이 1분에 100~200 정도가 되도록 걸을 수가 있으면 자연히 지구력은 몸에 붙게 된다.

이벤트와 모임에 참가하여 걷는다

혼자서 걷는 것보다는 여러 사람이 무리를 지어 하는 것이 즐겁다. 이 모임의 체력 수준이 비슷하다 라고 한다면 한층 더 자극이 되어서 열심히 걷게 된다.

또는 워킹 대회에 참가한다. 신문의 광고란을 자세하게 살펴보면 단체

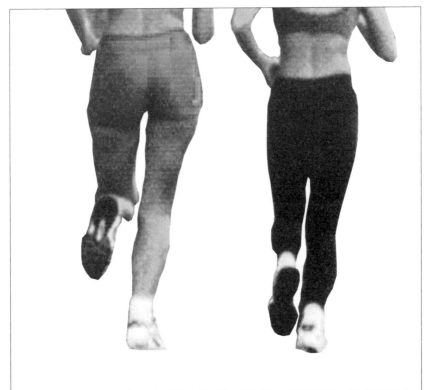

〈▲혼자서 걷는 것보다는 몇 사람이 무리를 지어 하는 것이 즐겁다. 이 무리의 체력 수준이 비슷하다면 보다 큰 자극이 되어서 열심히 걷게 된나. 워킹 대회에 참가하는 것도 좋다. 유적 탐사 등의 특색 있는 이벤트에 참가하여 걷기의 즐거움을 느끼는 것도 건강에 큰 도움이 된다.〉

와 카메라 하이킹, 유적 탐사 등의 특색이 있는 워킹 이벤트에 참가하여 걷기의 즐거움을 느끼는 것도 건강에 도움이 된다.

도보 관광도 좋다

관광 여행에서도 도시를 걸어 다니는 것은 일반적으로 되어 있다. 보보 관광은 몇 시간이 보통이기 때문에 걷기에 적당하며 여행 중의 컨디션 유지에도 많은 도움이 된다.

하이킹에 의한 워킹도 좋다

하이킹에 의한 운동을 생각해 본다. 하이킹을 하면서 워킹을 하는 것은 가장 즐거운 운동이 될 수가 있다. 대부분 하이킹을 일종의 스트레스 해소로 생각하는 사람은 많은데 비하여 하이킹의 건강면을 인식하고 있는 사람은 그다지 많지 않다.

하이킹을 할 때 우선 의식적으로 달려본다. 워킹 중에 1시간 정도 20보 걷고, 20보 달리고, 또 20보 걷는 식으로 걷기와 달리기를 번갈아 가며 워킹을 해본다.

이렇게 하면 심장도 단련되고, 이것에 익숙해지면 하이킹의 속도를 올릴 수가 있다. 조금의 노력을 더하여 엑스사이즈의 목표에 적합한 거리를 걸을 수 있도록 해 본다. 하이킹으로 걷는 거리는 평균 하루 5~7시간에, 8~15km의 하이킹을 몇 번 해보면 하루 30km를 걷는 일도 그다지 어렵지 않게 될 것이다.

골프 운동도 효과적인 워킹의 하나이다

골프에도 워킹법을 적용할 수가 있다. 18홀을 돌게 되면 약 6~7km를 걷게 된다. 단지 아무 생각없이 걸어서는 효과가 없다. 골프 시에도 빨리 걷는 방법을 익혀서 걷기의 효과를 최대한으로 살려야 한다.

코스가 급격히 내리막길과 오르막길이 되는 곳에서는 발 끝에 힘을 주어 걷도록 한다. 이것은 발꿈치에 중심이 가면 불안정해지기 때문이다.

골프 코스에서 다리를 끌면서 걸으면 발목에 무리가 간다. 엄지발가락에 중심이 가도록 걸으면 발목에 부담도 적어지고 피로도 최소한으로 줄일 수가 있다.

엑스사이즈 걸음걸이란

당뇨병은 이렇게 막는다

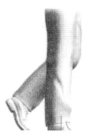

–엑스사이즈 걸음걸이란

일종의 걷는 것을 스포츠로 생각한다. 이 운동은 걷는다고 하는 스포츠로서 페트네스(Fitness)를 위해 과학적으로 고안된 워킹법이라고 할 수 있다. 걷는 방법에 따라서 조깅과 에어로빅 이상의 휘트니스 스포츠가 된다.

현재 이 운동이 미국에서 확산되어 유행하고 있으며 신체적 부담을 주지 않고 행해지는 건강법으로서 조깅을 능가할 정도의 인기를 갖고 있다.

또한 도시에 살고 있는 사람들을 위한 일종의 스포츠로 각광 받고 있다. 당뇨병 치료 운동에도 물론 최상이다.

 과학적인 운동으로서 에어로빅 운동도 올바르게 걷는 법, 팔의 동작, 호흡법을 응용함으로써 걷기의 효용을 높임과 동시에 당뇨병에 좋다.

 이 엑스사이즈 워킹은 아름답고 큰 동작으로 걷는 것이 중요시된다. 걷는 운동은 먼저 쭉 펴고 팔에는 힘을 빼고 앞뒤를 자연스럽게 흔든다. 다리는 발끝을 바르게 앞으로 향해서 발뒤꿈치부터 땅에 닿도록 하고, 뒷발은 전체를 밀어내듯 차는 것이 올바른 걸음걸이라고 할 수 있다.

 빨리 걷는 것만이 운동이 되는 것은 아니다. 아름답고 크게 걷는 것이 중요하므로 등을 쫙 펴고 팔을 흔들며 시원스럽게 걷는 것이 바로 이 엑스사이즈 워킹의 기본 형태라고 할 수 있다.

엑스사이즈 워킹의 준비 운동

 엑스사이즈 워킹을 실천하기 위한 일과 계획을 세울 때에는 자신의 워킹 목표와 자기의 건강 수준을 고려하여 계획을 세우도록 한다.

 가벼운 스포츠에 참가할 수 있을 정도로 쾌적한 건강을 얻기 위해서인지, 아니면 체력을 개선하고 내구력을 높여 격렬한 스포츠에 참가할 수 있을 정도의 심폐 기능을 지니기 위한 것인가를 고려한다.

엑스사이즈로서의 워킹이라면 적어도 10분 이상 걷도록 해야 한다. 운동 강도가 낮은 경우에는 등에 땀이 가볍게 날 정도로 더욱 많이 걷도록 한다. 될 수 있는 한 15~20분 거리나 2km를 목표로 하는 것이 좋다.

스트레칭(Stretching)

준비 운동이라고 할 수가 있는 스트레칭은 반드시 하는 것이 좋다. 장거리를 걸을 때나 아니면 속보를 시험해 볼 때는 사전의 준비 운동이 반드시 필요하다.

이것을 하면 근육통이나 경련을 방지할 수 있는 것은 물론 피로 회복에도 좋다. 차 안이나 업무 중 어디에서나 마음만 먹으면 쉽게 할 수 있는 스트레칭은 다리 근육의 상태를 잘 파악할 수가 있다.

다시 말해 근육의 컨디션을 조절하는 훈련이라고 할 수가 있는데 속보 시에는 유의해야 한다. 탄력이 붙어 통증이 날 때까지 하지 말고 엑스사이즈 워킹과 마찬가지로 자신의 페이스에 무리가 되지 않도록 느긋하게 한다.

스트레칭을 할 때 주의 사항

1, 천천히 기분을 푸는 마음으로 한다.

2, 반동이나 탄력을 주지 않고 천천히 편다.

3, 최대한까지 펴지 않고 조금 바로 앞에서 멈추고 그 자세를 10~30초간

계속한다.

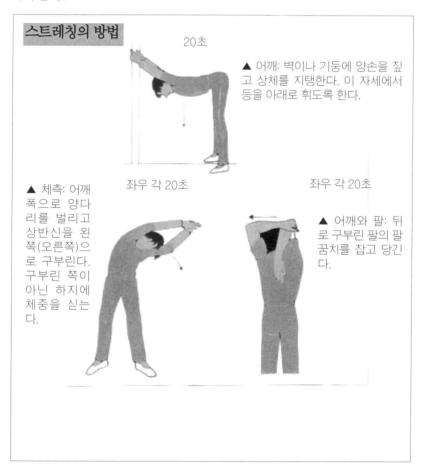

스트레칭의 방법

20초

▲ 어깨: 벽이나 기둥에 양손을 짚고 상체를 지탱한다. 이 자세에서 등을 아래로 휘도록 한다.

▲ 체측: 어깨 폭으로 양다리를 벌리고 상반신을 왼쪽(오른쪽)으로 구부린다. 구부린 쪽이 아닌 하지에 체중을 싣는다.

좌우 각 20초

좌우 각 20초

▲ 어깨와 팔: 뒤로 구부린 팔의 팔꿈치를 잡고 당긴다.

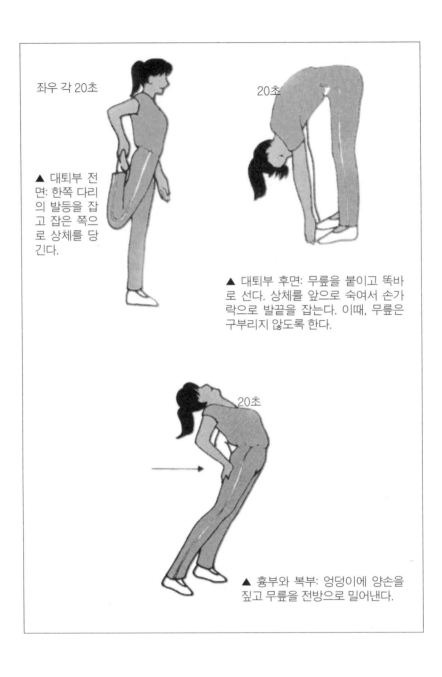

좌우 각 20초

20초

▲ 대퇴부 전면: 한쪽 다리의 발등을 잡고 잡은 쪽으로 상체를 당긴다.

▲ 대퇴부 후면: 무릎을 붙이고 똑바로 선다. 상체를 앞으로 숙여서 손가락으로 발끝을 잡는다. 이때, 무릎은 구부리지 않도록 한다.

20초

▲ 흉부와 복부: 엉덩이에 양손을 짚고 무릎을 전방으로 밀어낸다.

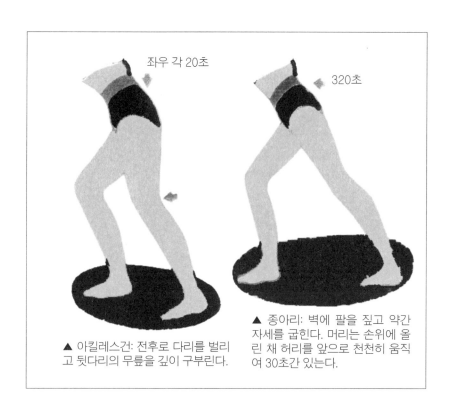

좌우 각 20초

320초

▲ 아킬레스건: 전후로 다리를 벌리고 뒷다리의 무릎을 깊이 구부린다.

▲ 종아리: 벽에 팔을 짚고 약간 자세를 굽힌다. 머리는 손위에 올린 채 허리를 앞으로 천천히 움직여 30초간 있는다.

4, 펴고 있는 부위에 의식을 집중한다.

5, 숨을 멈추지 않고 이야기를 하면서도 자연스러운 호흡을 유지한다.

반드시 잊지 않고 실시하되 쉽다고 해서 가볍게 생각해서는 안 된다.

또, 자신의 페이스로 무리하지 않는다.

—엑스사이즈 걸움걸이를 위한 준비물

만보계를 준비하면 좋다

걸은 거리를 기록하는데 사용되는 것으로서 산보하는 사람 또는 당뇨병 환자들이 워킹을 운동으로 삼을 때 반드시 필요로 한다. 이것은 걸음 수를 기록하여 이 걸음걸이를 킬로미터 수치로 환산하는 것이다.

맥박계도 있으면 좋다

이것은 연습 중 걸으면서 끊임없이 맥박을 측정하여 맥박 수가 트레이닝 제한점에 달했는지의 여부, 범위 내에 있는지의 여부, 걸린 시간을 알아보는데 쓰인다.

가방도 필요하다

가방에는 어깨로 젊어지는 것과 벨트와 같이 허리에 차는 것이 있다. 등에 지는 가방은 무거울 경우 근형을 유지하기 위해 상체를 앞으로 숙이지 않으면 안 되므로 허리에 차는 형태가 좋다. 이것은 뒤로 당겨지는 일이 없기 때문에 자세를 똑바로 한 상태에서 걸을 수 있기 때문이다.

당뇨병은 성인병 중 1위

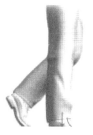

걸음걸이 프로그램

당뇨병은 이렇게 막는다

― 걸음걸이시 고려해야 할 사항들

보행 프로그램을 실시할 때는 시간에 의한 것으로 할 것인지, 거리에 의한 것으로 할 것인지 미리 선택하여 실천하는 것이 좋다. 자신의 체력 수준은 12분 보행 테스트로 알아볼 수 있는데 이것에 의해 자신의 체력 수준에 적당한 운동 프로그램을 알 수 있다.

가능한한 학교 운동장이나 거리 표시가 있는 조깅 코스 등의 장소로 거리를 정확하게 알 수 있는 곳을 정해 놓고 걷는 것이 좋다.

단, 멍하니 걸어서는 정확한 체력 수준을 측정할 수가 없으므로 바른 자세로 걷는 것이 중요하다. 프로그램의 예로 다음 4가지 경우를 고려해 본다.

① 매일 목표를 세운다.

매일 또는 하루 간격으로 최저 20분간을 목표로 해서 에어로빅 워킹을 하도록 한다. 구체적으로 통근, 식사 후 또는 새벽의 산보 등에서 4~5km는 걷도록 하는 것이 당뇨병 환자에게 운동으로서 도움이 된다.

② 주간 프로그램을 세울 때는 2주에 걸친 프로그램을 세우도록 하는 것이 좋다.

초보자의 경우 1주에서 2주간은 하루에 2.4km를 목표로 하여 걷고, 3주째부터는 더욱 거리를 늘리도록 한다.

③ 계절의 워킹 목표를 세우는 것도 좋은 방책이다.

여름마다 휴가나 겨울 휴가 등을 이용해 워킹을 하는 것이 좋다. 예컨대 여름휴가 때에는 일주일 동안 도보 여행을 하면 좋다. 약 50~60km를 걷는 일도 불가능하지는 않다. 매일, 매주, 매월의 워킹에서 목표에 부족한 분량을 이 기회에 보충하는 것이다.

심박 수 측정

심박 수를 측정하여 자신의 운동 강도를 알아서 걷기 운동을 하는 것이 좋다. 심박 수는 손목과 귀 앞의 동맥에서 측정할 수가 있으며 재빠르게 그 위치에 손가락을 댈 수 있도록 평소부터 유의하고 알아두는 것이 좋다.

걷고 있을 때 심박 수를 측정하는 것은 몹시 어렵기 때문에 그때는 전용 측정기를 사용한다. 측정은 바로 운동 직후 15초 동안 하는 것이 보통이다.

심박 수는 4배로 하여 1분간의 수치를 추정하는 것인데 멈추면 바로 심박 수가 떨어지기 시작하기 때문에 초침이 달린 시계를 준비해 두는 것이 좋다. 최대 심박 수의 측정 방법은 다음과 같다.

220-연령=최대 심박 수

걷는 시간이 길어질수록 심박수는 저하된다. 심박수가 저하된다고 하는 것은 그만큼 심폐기능에 여유가 생긴 것을 나타낸다. 걷는 것이생활의 일부가 되면 그것이야말로 엑스사이즈 워킹에 가까워지는 일이라고 할 수 있다.

◇ 연령별 심박 수 증강의 표준

연령	최대 심박 수(도수/분)	증강 목표 범위(도수/분)
20세	200	140 - 170
25세	195	137 - 166
30세	190	133 - 157
35세	185	130 - 157
40세	180	126 - 153
45세	175	123 - 149
50세	170	119 - 145
55세	165	116 - 140
60세	160	112 - 136
65세	155	109 - 132
70세	150	105 - 128

―신체 리듬

사람의 신체는 24시간 단위의 리듬이 있는데 이 신체의 리듬을 고려하여 걷는 것이 좋다. 신체의 리듬은 음식물, 음료수, 약 등에 의해 좌우된다. 리듬에 따라 신체의 기능도 활발해지므로 이 걷는 동작에 있어서도 신체의 리듬을 조절하는 것이 중요하다.

사람의 몸은 이른 아침에는 활동이 둔하나 오후가 되면 걷는 것으로 인해 체온이 높아져서 신체의 기능이 비교적 활성화된다.

예를 들어 오전 9시에 출근을 한다면 이 시간까지 신체를 활성화시키기 위해서는 새벽 7시쯤 일어나 걸으면 좋다. 새벽에 걷는 것을 통해 체온이 높아져서 신체의 기능이 활성화되는 것이다.

오후 늦은 시간이면 신체가 가장 따뜻한 상태가 되어 걷는 페이스도 조금 빠른 정도의 속도라면 쉽게 할 수가 있을 것이다. 이 시간의 걸음은 정신적인 스트레스를 제거하는데 있어서 효과적이다.

한편 야간에 걸어 보면 야간에는 취침 전 5분 정도 가볍게 걷는 것이 효과적이라고 할 수가 있다. 이 시간에는 근육의 피로를 풀게 됨으로써 쉽사리 잠들 수가 있다.

―워킹을 위한 어드바이스

1,굽이 높은 신발보다는 런닝슈즈와 같이 발바닥이 탄력있고 부드러우며 끈으로 묶는 신발을 신도록 한다.

2,차를 타는 것보다 걷는 시간을 더 중요시 한다.

3, 걷는 시간이 충분하지를 못할 경우 나누어서 걷는다.

4, 점심시간을 적절하게 이용하는데 만약 60분의 휴식이 있다면 20~30분 걷고 난 후에 식사를 한다.

5, 1주일에 적어도 3일은 20분 정도의 빠른 걸음으로 걷도록 한다.

6, 배가 부른 만복(滿腹) 시보다는 배가 꺼진 공복(空腹) 시에 걷는 습관을 들인다. 식후에 걸을 때는 1시간 30 분가량 지난 후에 걷는다.

7, 만보계를 허리에 차고 하루 1만보를 목표로 걷는다. 걷다가 도중에 멈추어서 맥박을 재는 습관을 들인다. 10초간을 재어서 6을 급하면 1분간의 맥박 수를 알 수가 있다. 이 수치를 수첩에 메모하다보면 차츰 맥박 수가 줄어드는 것을 알 수가 있는데 이것은 심장이 강해진다는 증거이다.

8, 걷는 습관을 몸에 익히게 되면 영양 균형에 주의한다.

9, 개를 산책에 데리고 나가는 것과 보행 프로그램을 실시하는 것은 별개의 문제이다. 개의 페이스에 따라 걷다보면 중요한 걷기 페이스가 흐트러지기 때문이다.

걸움걸이의 여러가지 방법

당뇨병은 이렇게 막는다

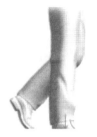

당뇨병 환자는 무조건 걸을 것이 아니라 걸으면서도 차츰 거리를 늘려 멀리 가는 방법이라든가, 일정한 거리를 두고 시간을 단축해 보는 연구도 곁들여서 걸음가 즐거울 수 있도록 해야 한다.

걷는 운동에도 발끝으로 걷기, 직선으로 걷기, 교차식 걷기, 변형 걷기와 같은 방법으로 걸으면서도 얼마든지 지치지 않고 재미를 붙일 수 있다.

一속보

적극적인 운동 방법 중의 하나인 속보(速步)는 시속 6~8Km 이상의 속도로 걷는 것을 말한다. 이것은 급하게 걸어 다닐 때의 다리 속도인데 이렇게 본다면 일상생활 속에서 우리들의 보행은 항상 빠른 걸음이 된다. 이것을 평상시의 운동을 위한 속보로 바꾸면 좋다.

지속적으로 이렇게 하기에는 힘들므로 10분간은 걷다가 10분간은 느린 걸음으로 하고 다시 10분간은 속보를 하는 방법이 적당하다. 요즘 같이 바쁜 사회에서는 출퇴근 시간에 전철과 버스에서 내려 한두 정거장 정도 걸어가도록 한다.

속보하는 방식

대개 사람들은 5분이나 10분 정도 바쁜 걸음을 할 수가 있는데 매일 10분간의 속보가 좋다. 가능하면 1주일에 30분에서 1시간 정도 속보를 해 본다. 걷는 속도가 빨라지면 보행의 효과는 2배로 늘어난다.

속도를 올리기 위해서는 팔 흔들기가 무엇보다 중요한데 팔을 편 상태에서 흔드는 방법과 구부려서 흔드는 방법의 두 가지가 있다. 속도를 올리기 위해서는 팔을 구부린 상태가 좋다.

걷기 전

1. 걷기 전 가벼운 체조와 스트레칭으로 몸을 풀어준다.

2. 천천히 걷기 시작한다.

3. 걸으면서 차츰 페이스를 올린다. 이때 심박수를 측정한다.

　심박수가 목표의 수치보다 내려가면 더욱 페이스를 올리도록 한다.

　심박수가 목표의 수치보다 올라가면 반대로 페이스를 내리도록 한다.

4. 다시 걷기를 시작한다.

　자신의 페이스를 파악했으면 목표까지 계속한다.

　걷기가 끝날 무렵 서서히 페이스를 떨어뜨려 심박 수를 회복시킨다. 갑자기 멈추게 되면 신체의 큰 스트레스가 되므로 주의 한다.

5. 종료 후, 가벼운 스트레칭과 체조를 한다.

　특히 당뇨병 환자는 혈당을 떨어뜨릴 수 있기 때문에 일정한 시간에 일정한 거리를 걷는 것이 제일 바람직하다. 매일 식후 30분 이후에 속보로 걷되 하루 중에서도 오전과 오후 2번 걷는 것이 좋다.

　걷는 것도 어슬렁어슬렁 걷는 것이 아니라 약간 빠른 걸음으로 걷는 것이 운동이 된다. 걷기 운동은 1회 20분, 1분간에 80미터, 1분간에 120보 정도는 걸어야 하고 운동이 끝날 즈음에는 몸에 땀이 살짝 배어 있어야 적당하다.

―습관의 변형

걷는 것을 습관화하여 운동으로 바꾸어 본다. 어슬렁거리면서 걷는 것은 가장 느긋하고 편안한 걸음걸이라고 할 수가 있다. 이처럼 어슬렁거리면서 걷는 것도 오랫동안 돌아다닌다고 하면 그 효과는 무시할 수 없다.

이때의 걸음걸이를 발뒤꿈치에서 발끝으로 회전 보행과 보폭을 넓혀서 걷는 법 등을 이용하여 걸어보면 좋다. 그렇게 하면 빨리 걷게 되어 일상의 보행을 시원하게 바꿀 수가 있게 되는데 팔 흔드는 동작을 크게 하면 좋다.

어슬렁어슬렁 걷던 것을 적극적인 보행 방법으로 바꾸어 포장 안 된 도로, 시골길, 공원길, 숲길과 같은 곳을 다녀 본다.

산길을 오르든지 계단을 오르든지 간에 경사진 비탈길을 오르는 일은 가장 심한 보행 운동이라고 할 수 있다. 이 비탈길을 오르는 것은 심장을 강하게 하는데 오르막이 가장 낮은 곳에서 가장 높은 곳까지 10분간 계속적으로 오르는 비탈길이 있으면 좋다. 더구나 언덕 혹은 산 같은 곳은 더 효과적이다.

언덕길을 적절하게 걷는 요령

언덕길을 오를 때는 발뒤꿈치부터 먼저 닿도록 한다. 언덕길과 계단을 오를 때 장딴지와 무릎을 다치는 사람이 의외로 많다. 이러한 사람들은 발끝만 사용하고 발뒤꿈치를 붙이지 않고 걷는 경향이 있다. 언덕길을 다리로만 오르는 것은 결코 좋은 걸음걸이라 할 수가 없다. 발바닥만으로 신체의 균형을 유지하려고 하기 때문에 피로도 빨리 온다. 언덕을 오를 때는 상체를 적당하게 기울여 오르는 것이 좋은 방법이다.

내리막길에서 상체를 똑바로 한다. 이 내리막길에서는 상체를 뒤로 쏠리지 않고 똑바로 상체를 세우고 걸어야 한다. 내리막길에서도 오르막길과 마찬가지로 발뒤꿈치를 먼저 지면에 닿게 한다.

계단을 이용할 때의 요령

계단을 이용하려고 마음을 먹었다면 단순하게 오르내리기만 하는 것이 아니라 발목과 무릎에 탄력성을 기르는 효과를 목적으로 이 계단을 적절하게 이용할 수 있도록 해야 한다.

예를 들어 한 계단씩 달리면서 올라간다거나 계단 끝을 밟고 발끝으로만 올라간다거나 두 계단씩 올라가는 등의 연구를 해보는 것도 좋다.

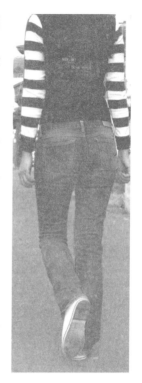

반면에 계단을 내려갈 때는 천천히 내려간다. 천천히 내려갈수록 그만큼 다리의 근육은 단련된다. 여유가 있으면 두 계단씩 내려가는 등의 여러 가지 연구를 해보는 것도 좋다.

계단을 내려갈 때의 요령은 될 수 있는 한 허리, 무릎, 발목의 탄력성을 적절하게 이용할 수 있도록 한발 끝을 사용하여 부드럽게 다리를 옮긴다.

다리를 단련하여 좋은 점을 열거해 보면 운동 부족 해소, 노화방지, 장수, 뇌 활동 촉진, 다리ㆍ허리 강화, 혈압 저하, 심장병 방지, 요통 방지, 당뇨병 치료, 비만 방지, 혈액 순환 원활, 호흡 조절 등을 들 수 있다.

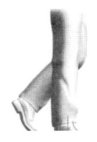

걷기 운동과 다리의 건강

당뇨병은 이렇게 막는다

—다리와 건강

다리의 표정

사람마다 얼굴에 여러 가지 표정이 있듯이 다리에도 여러 각도로 다른 표정이 있다. 이 표정에 따라 현대 자신의 건강 여하를 짐작할 수 있다.

여기서는 쭉 뻗은 다리나 가늘고 탄력이 있는 다리 등과 같이 결코 외형상 예쁜 다리를 의미하는 것은 아니다. 가장 일반적인 다리의 표정은 다리의 크기 변화라고 할 수가 있는데, 이 다리 크기는 하루 중에 아침과 저녁 사리에 약 20%나 차이 난다.

여기에는 신체의 피로가 크게 영향을 미친다. 다리가 커졌다고 하는 사실은 신체의 피로가 그만큼 크게 작용하는 것을 의미한다.

다리가 피로해지면 다리의 정맥 혈뇨가 나빠진다. 정맥의 혈류가 나빠지면 다리가 커질 뿐만 아니라 장애와 더불어 좋지 않은 증상이 일어나게 된다. 그러므로 다리의 피로는 다음날까지 남아 있지 않도록 해야 한다.

노화는 다리에서부터 시작되는데 일반적으로 다리의 노화는 40대부터 시작되어 이때부터 확실한 쇠약 증세를 느끼게 된다.

그러다 55세 정도가 되면 급격하게 약화 상태를 느낄 수 있는데 여성의 경우는 40세가 지나면 다리의 힘이 쇠약해지는 것을 자각할 수 있을 정도이다.

우리는 다리에 그다지 신경을 쓰지 않는데 40세가 지나면 특히 다리를 돌보아야 한다. 젊어서 계속되는 무리한 운동이나 신체를 단련하고 고난 후의 피로는 쉽사리 가시지 않으므로 과로 상태가 중년기 이후까지 오래 지속되지 않도록 하는 것이 무엇보다 중요하다.

과로를 예방하는 것이 다리의 건강을 지키는 일이다. 피로는 하룻밤 푹 자고 나면 원상태로 회복되어지기 마련이다. 그러나 그것이 풀리지 않고 계속 축적되어지면 병을 유발시키는 원인이 된다.

노화 연령은 젊었을 때 다리를 단련했느냐에 따라 개인의 차가 생기므로 젊어서는 어느 정도 다리를 사용함으로써 단련시키고 중년 이후부터는 신경을 써서 관리하도록 한다.

다리를 적당히 단련하지 않고 그대로 두면 뱀 다리가 된다. 뱀 다리라고 하는 것은 가는 다리라고 하는데 흔히 책상물림 다리라고도 한다. 이것은 옛날 글 읽던 선비들이 책상 앞에만 앉아 있다 보니 다리가 단련이 되지 않아서 다리의 힘을 쓰지 못한 것에서 비롯된 말이다.

다리의 노화 방지

다리의 노화를 방지하기 위해서는 끊임없이 움직여야 하고 단련련을 시켜 다리 운동부족이 생겨나지 않도록 해야 한다.그러나 단련을 한다고 해서 너무 지나치게 해서도 안 된다. 지나치게 하는 것은 근육을 굳게 하여 오히려 노화를 촉진시키는 결과를 만든다.

노화를 방지하는 다리 운동도 소중하지만 발에 맞는 구두를 택하고 고르는 것도 신경을 써야 할 부분이다. 근래에 와서는 패션과 유행을 중요시하다보니 예쁘고 개성 있는 구두만을 고집하는 사람들이 많아졌다.

이처럼 다리의 건강에 대해서는 생각지 않고 구두를 고르거나 발에 맞지 않는 신발을 신고 멋 부리는 사람들이 많다. 여성의 경우 하이힐은 다리에 좋지 않으므로 될 수 있는 한 피하도록 한다.

그것은 다리를 피로하게 할뿐만 아니라 전신의 근육을 피로하게 만들고 나아가서는 자율 신경의 실조증(失調症)을 유발시키는 우려가 있다.

그러므로 구두는 유행하는 모양(패션)도 중요하지만 자신의 발에 맞는 구두를 신는 것이 더 우선되어져야 한다. 좋은 구두는 발에 활력을 주고 전신에 좋은 작용을 하지만, 발에 맞지 않는 구두를 시고 있으면붓거나 발목이 피로해지기 쉽고, 심할 경우 무릎과 발목에 장애를 일으키기도 한다.

또 꽉 끼는 구두를 신으면 발에 울혈(鬱血)이 생겨 전신에 혈액순환이 나빠진다. 발의 이상은 몸 전신에 영향을 주는 만큼 발의 건강에도 신경을 소홀히 해서는 안 된다.

─발의 건강

발은 인체에서 가장 하단부에 위치해 혈액 순환과도 관련이 깊은 부부이다. 대부분의 당뇨병 환자들은 특별히 발에 대하여 신경을 쓰지 않으면 안 된다.

여러 가지 합병증이 이곳에서 비롯된다고 할 정도로 발은 당뇨병 환자에 있어서는 가장 약한 곳으로 알려져 있다. 여기서 동맥경화증이 촉진되는 곳은 가장 아래에 있는 발끝인데 중년기 이후에 혈관 장애가 잘 생기는 것은 여기에서 혈액순환이 나빠지기 때문이다.

당뇨 조절이 잘 안 되는 경우는 균에 대한 저항력이 가장 약하게 된다. 균이 침범하거나 물리적으로 다치면 조직의 일부가 죽게 되는데이 역시 혈액순환이 나빠졌기 때문이다.

발톱이 살을 파고드는 내향성의 발톱, 티눈, 물 티눈, 무좀, 잘 안 맞는 신발들이 원인이 되어 균이 들어가게 됨으로써 급속히 확산된다.

혈액순환이 잘 안되고 균의 저항이 약하기 때문에 나타나는 현상이므로 약을 써도 잘 낫지 않는다. 따라서 당뇨병 환자는 발의 위생에 신경을 써서 보호해야 한다.

발의 관리

발을 미리 관리하여 보호하는데 있어서는 먼저 발에 상처가 생기지않도록 하고 발에 맞는 신을 신도록 한다. 발의 피부 관리를 위해서는 로

손 같은 것을 발라주거나 따뜻한 물에 발을 담그어 혈액순환을 촉진시켜 주는 것이 좋다. 단, 발가락 사이가 물러지지 않도록 조심한다.

피부가 너무 건조할 경우에도 로숀을 발라 윤기 있게 한다. 발톱 손질 또한 깨끗이 해서 위생을 지켜야 한다. 소독약으로 세균에 감염될 위험이 있는 곳은 가끔 닦아주고 균이 들어간 곳에는 연고를 바른다.

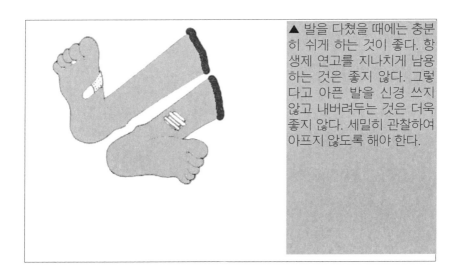

▲ 발을 다쳤을 때에는 충분히 쉬게 하는 것이 좋다. 항생제 연고를 지나치게 남용하는 것은 좋지 않다. 그렇다고 아픈 발을 신경 쓰지 않고 내버려두는 것은 더욱 좋지 않다. 세밀히 관찰하여 아프지 않도록 해야 한다.

발은 여러 원인에 의해서 다칠 수가 있다. 뜨거운 온돌방, 난로, 전기가열 패드, 뜨거운 물, 뜨거운 모래사장 위를 걷는 뜸질로 인해 발이 데일 수 있고 심한 추위에 노출되어 동상에 걸릴 수도 있다.

또 신발이 맞지 않을 때 눌리거나 끼어서 상처가 생길 수 있고, 이 외에도 화학 물질이라고 할 수 있는 알코올이나 요도팅크 등의 지나치게 강한 소독약에 의해서도 상할 수 있다.

발의 치료

다치거나 염증이 있는 발은 쉬게 하되 발을 몸보다 더 높여서 놓을 필요는 없으나 푹신한 베개 또는 받침대 위에 올려놓으면 좋다.

환부 부위를 자극성 없는 세척제와 가벼운 살균제를 사용하여 자주 깨끗하게 소독해 주는 것이 필요하다. 비누를 사용한 후에는 반드시 말리고 그 환부를 닦아주어야 한다.

항생제 연고를 지나치게 남용하는 것은 좋지 않다. 반면에 아프지 않다고 전혀 신경을 쓰지 않는 것 또한 나쁜 버릇이다. 신경증으로 환부가 감각을 잃어버리면 염증은 통증이 없더라도 점점 확산되어 가므로 자주 관찰하는 것이 중요하다.

무좀은 흔한 병으로서 곰팡이 균에 의해서 감염이 된다. 피부의 손상이 있으면서 습진처럼 염증과 삼출액(出液) 생기기도 한다. 특히 발에 땀이 많고 바람이 잘 안 통하면 감염이 크게 번진다.

다른 2차 감염을 불러일으키기 쉬우므로 당뇨병 환자에게는 큰 적이라고 할 수 있다. 무좀에 걸리면 무좀 치료 연고를 사용하여 바로 치료해야 한다.

젖은 구두나 운동화에는 곰팡이가 많으므로 신지 않도록 하고, 목욕탕에 가면 될 수 있는 한 깨끗한 샌달 등을 이용하여 바닥에 맨발이 닿지 않도록 하는 것이 좋다. 바닥에는 여러 사람이 남긴 발의 무좀균이 남아 있을 수 있기 때문이다.

또 항상 파우더 등을 사용해 무좀 부위를 깨끗이 건조시킨다. 발의 혈액순환을 잘되게 하려면 매일 산보를 하고 운동을 한다. 발을 자주 마사지해 주는 게 겨울에는 특히 더 필요하다.

발의 병균 감염이 심할 경우에는 하루 5분 정도 누워서 발을 들어올린다. 오랫동안 서있는 것과 다리를 꼬고 앉는 것을 피하고 신발은 헐렁하게 신는 편이 좋다.

이처럼 사전에 조금만 주의를 한다면 충분히 예방할 수 있음에도 불구하고 발 때문에 고생하는 사람이 많다. 당뇨성인 발병으로 입원하는 환자 역시 위에서 설명한 것을 지킨다면 충분히 예방할 수가 있다.

신발은 발에 맞는 것을 택하되 가죽 바닥과 같이 단단한 것보다는 고무바닥으로 된 것이 좋으므로 여성의 하이힐 같이 발바닥이 땅에 닿지 않는 것은 알맞지 않다.

신발의 선택

1, 가벼운 것이 첫째 조건이 된다. 사람은 원래 맨발로 걸었기 때문에신발을 신지 않고 걷는 것이 이상적이다.

2, 미끄러지지 않는 것이 좋다. 표면이 미끌미끌한 곳을 걷는 경우는 신발 바닥 밑의 무늬가 작고 땅에 닿는 면적이 작은 것일수록 미끄러지지가 않는다.

신발바닥의 무늬가 크거나 무늬가 없는 것은 미끄러지기가 쉽다. 또 바닥의 평면 면적이 너무 작거나 가장자리가 너무 부드러운 것도 피한다.

3, 단단한 바윗돌 위를 걸어도 머리가 울리지 않는 것이어야 한다. 자갈위나 울퉁불퉁 한 곳을 걷다 보면 머리까지 충격을 느끼는 수가 있는데 이때는 발뒤꿈치 부분에 쿠션이 있으면 이 같은 전달을 막을 수 있다.

4, 신발이 작아서 발가락이 닿거나 늘려 있으면 좋지 않다. 압박감이 없어야만 한다. 또 신발 바닥의 굽은 위치가 발가락이 갈라지는 곳과 일치하고, 신발 바닥의 발끝 부분이 조금 위로 올라 간 것이 좋다.

하히힐 선택 방법

 걸음걸이에는 구두도 중요한 하나의 포인트다.

1, 가장 피로를 적게 느끼는 하이힐의 높이는 3cm다. 워킹 연습을 할 때는 7cm 정도가 좋다.

2, 걸어 보아서 신의 감촉을 살펴본다.

3, 발가락과 뒤꿈치가 편한지를 체크한다.

4, 주름이 생겼는지를 체크한다.

5, 구두의 모양새가 삐뚤지는 않았는지를 살펴본다.

6, 힐이 떠 있지 않는지를 자세하게 본다.

7, 장심이 딱 맞는 느낌이 드는지를 확인한다.

8, 발과 발끝, 뒤꿈치가 끼지는 않는지를 체크한다. 발등과 발끝, 뒤꿈치가 너무 헐렁하지 않은지 살펴본다.

9, 신발을 가지런히 놓고 어느 한쪽이 기울지 않은지 살펴본다.

다리와 비만

 비만도 다리에는 큰 장애라 할 수 있다. 비만을 흔히 심장의 적이라고 하는데 다리에 있어서도 예외는 아니다. 왜냐면 비만상태인 사람은 신체를 움직이는 것이 둔하기 때문에 운동 부족이 되고 나아가서는 다리를 사용할 기회도 줄어들기 때문이다. 무엇보다 운동 부족을 해소하기 위해서는 걷는 것이 중요하다.

옛날 사람들은 교통이 불편하였으므로 걷기를 일상화하였다. 그것에 비하면 현대인은 교통의 편리나 엘리베이터와 같은 문명의 발달로 인해 지나치게 걷지 않고 있다.

이것은 곧 다리 운동 부족이 되고 건강을 해치는 원인이 된다. 아무리 편리한 문명사회가 도래했다 하더라도 걷는 운동 없이는 자연히 건강을 지킬 수 없다.

걸을 때는 특별한 복장보다 활동적인 것을 입는다. 여름과 같이 기온이 높은 계절에는 땀을 많이 흘리기 때문에 그 나름대로의 상황을 고려하고, 갈아입을 옷은 따로 준비하여 가방에 넣고 걷는다든지, 회사의 옷장에다 넣어두는 것도 한 방편이다.

사람에게 있어서 걷는다라고 하는 것은 식사나 수면과 마찬가지로 자연적인 행위다. 걷는 것을 통해 다리와 허리는 튼튼해지고 혈액순환도 원활하게 함으로써 몸을 건강하게 만든다.

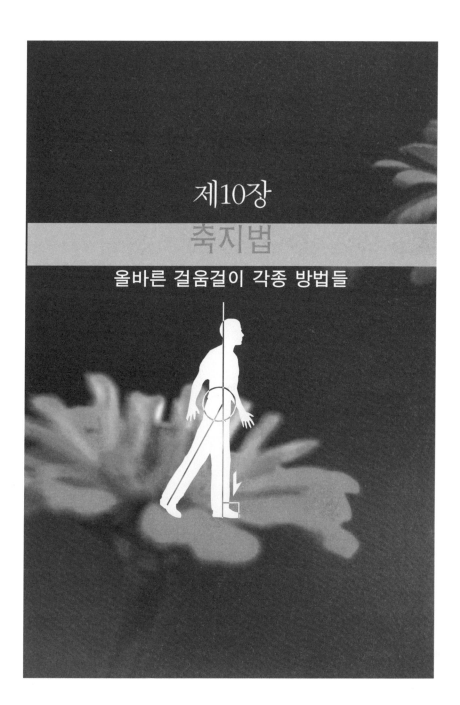

제10장

축지법

올바른 걸움걸이 각종 방법들

축지법과 그 행법들

당뇨병은 이렇게 막는다

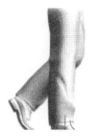

― 필자의 걷기 기공법

필자는 얼마전 (지난 10월) 오래간만에 대학동창에게서 연락을 받았다.

10월 일(토요일), 우리 산악회 회원들이 구룡산 (구룡폭포) 삼척에 가니 얼굴도 볼 겸 참석하라고 했다.

나는 쾌히 승낙을 하고 늦잠 자는 버릇이 있는 내가 새벽 같이 일어나 참석을 했다.

내가 산에 간 적은 10년이 넘었다.

친구들도 만닐 겸 옛날의 실력을 테스트하기 위해서였다. 그 산악회는 오래된 친목 산악회로 대학 동창이 회장 이였다. 관광버스 한대로 모자라 조그마한 차 한 대를 더 준비해 12시경에 구룡산에 도착했다.

 서울에서 출발했을 때는 날씨가 멀쩡하더니 거의 도착 할 무렵 삼척에는 비가 쏟아지기 시작했다.

 도착했을 때에는 비가 오는데 우비를 입고 올라가는 인원들이 많이 있었다. 시간은 2시까지 관광버스 까지 도착하기로 하고 제각기 올라가기 시작했다.

 필자의 나이는 70세ᅳ. 회원들은 대개가 40대부터 60대이고 70대는 다섯 손가락 안이었다. 나는 혼자 2,000원을 주고 간단한 우비를 사 입고 바로 혼자 출발을 했다.

 회장인 친구는 매번 그랬듯이 밑에서 막걸리 잔으로 시간을 기다린다고 했다. 비는 쏟아지다 그치고 또는 가는 비가 오기도 했지만 산에 오르기는 안성맞춤이라 내가 올라가기 시작하자 계속 남녀노소들이 삼삼오오 로 짝을 지어 올라가고 한편은 반대로 내려가는 등 엇 갈렸다.

 나는 혼자 오르자 옛날 실력이 발동했다. 역시 실력이 나오는구나 하고 혼자서 올라가고 내려가는 인원들이 엇갈리면서 그 틈바구니를 비켜 오르자 한 팀, 두 팀 많은 틈을 앞지르기 시작했다.

마침 나는 구룡폭포까지 오르니 한팀(5명)이 정경을 보고 쉬고 있었다.

나는 그동안 나보다 훨씬 먼저 출발한 많은 팀들을 앞지르고 오른 것이다.

구룡폭포의 사진을 몇 카트 찍고 내려왔다.

역시 내려오는 대로 우후죽순으로 내게 밀리면서 먼저 오르던 인원들이 힘겹게 오르고 있었다.

차에 도달하니 버스 기사가 올라 갔다 온 것 입니까?

"네".

"내가 시간을 봤는 데요. 준비 과정서부터 모두 합해 1시간 30분 걸렸습니다."

"대단 하십니다". 라고 한다.

그렇다. 날씨가 좋았으면 더 빨리 왔을지도 모른다. 비가 오고 미끄러운 땅에 눈도 침침할 때가 있어 조금은 악조건에 영향력이 있었다.

구룡폭포 까지 올라 갔다 오는 시간은 대체적으로 2시간이라고 한다. 그렇다면 필자는 30분을 단축시킨 것이다.

나이 70세에 젊은이들을 다 따돌리고 30분이나 단축시켰다면 이것은 정상에서 벗어난 것이 아닐까?.....

우리 일행 중 불과 몇 명이 산에 올랐는데 결국은 그 일행은 2시까지 집합하기로 했는데 30분이나 늦어 2시 30분에 도착했다.

그러고 보면 우리 산악회 중에서는 1시간이나 앞 질렀다는 결론이다.

실은 2009년도 1월 1일 (양력명절) 10여년 동안 산행을 한 번도 해 본적이 없이 약수동 후배들의 내일 달맞이 겸 태백산을 가기로 했다.

년말 낮에 불의의 제안이라 갈등을 했다. 눈도 오고 준비도 안 했는데 과연 갈까? 말까? 망설이다 결단을 내렸다. 내침짐에 옛날의 실력을 테스트하기 위해서였다.

고맙게도 후배가 장비 일체를 주문해 줬고 5인승 찝차로 아침 5시에 도착했다.

나는 가슴이 두근거렸다.

오늘이 막 70세가 된 날이다.

올라가다 망신을 당하면 어떡하나 하지만 처음부터 올라가기 시작하자 뒤에서 처음부터 그렇게 빨리 가면 큰일나요. 더군다나 2.8청춘도 아닌 노인인데 했다. 하지만 나는 하나도 개의치 않고 빠르게 올랐다.

숨도 안 차고 힘도 안 들었다.

한참 올라가보니 뒤에 올라오던 일행들이 안 보였다. 나는 길을 몰라

추운데 눈이 덮혀 있는 바위에 좌선을 하고 기다렸다.

한참 후에 그 들의 모습이 보이면 일어나 다시 올라가고 이렇게 수차례 반복을 계속했다.

마침내는 태백산 정상에 다 같이 올랐다. 식사를 하고 내려 왔을 때는 길을 알아 빨리 뛰어 내려와 젊은이들의 코를 납작하게 만들었다.

이때 아!아직 옛날 실력이 녹슬지 않았다라는 자부심을 가졌다.

하지만 내게 아쉬운 것은 정확한 진단을 못한 것이다.

수십번 기다렸기 때문이다.

옛날에는 몇 시간이 걸려도 한 번도 쉬지 않았기 때문이다. 그래서 이 참에 재확인 한 것이 얼마 전 구룡산 산행이었다.

필자가 이러한 축지법을 하기 시작한 것은 중국의 유명한 기공사 (루핑)의 책을 보고 불과 3줄의 글을 보고 1년을 연습한 축지법이다.   필자가 70평생 큰 산행을 한 것은 지금도 손 꼽을 수 있는 젊은 시절 체육관 회원들과 같이 도봉산행 2 번이었다.   그리고 수련한 후 "월출산 1번 (4시간코스 를 2시간) 북한산 1번(이때는 초등학교 동창이 나만 보면 산행은 자기를 따라 오는 사람이 없다고 큰 소리를 쳤다. 자기는 요즘도 일주일에 2~3번은 북한산을 갔다 와야 한다고 했다. 그 친구는 왕년

에 복싱선수였다.   나는 유도 , 태권도가 주(主)이고 이때 복싱. 보디빌

딩 등과 기공(氣功)을 해 오고 있었다. 그것을 알고 있는 이 친구는 나와

산행으로 이겨 보자는 심산이다.

15년 전이다. 약속을 하고 마침내는 시합에 들어 갔다.

 내가 앞장서서 올라가자 뒤에서 뒤지지 않기 위해 열심히 따라오는데

거친 숨소리가 격하게 들려오고 있었다.

 중간쯤 오더니 쉬었다가 가자고 했다. 쉬었다가 가면 나는 호흡 조절

때문에 영양을 초래하지만 할 수 없었다.

 정상에 올라 갔다. 내려오는 데는 숱한 사람들을 따돌렸다. "아이구야"

내가 너를 혼쭐 내줄려다가 오히려 내가 당했다. 다시는 너와는 산행 끝

이라고 했다. 그 후 부터는 나만 만나면 산행 이야기로 꽃을 피운다.

ㅡ기공책의 3줄을 보고 1년동안 축지법 연습

 필자가 처음 축지법을 시작한 것은 50대였다. 그동안에는 격투기 및 기

공 (氣功)을 하고 있을 때다.

 필자는 기공을 배울 때 특별한 스승이 없다. 책에서 아니면 각지의 도

인들을 만나 자연스럽게 공법을 취재하는 척 하면서 뽑아내 실현을 해

보고 익혀 오늘날 나의 독특한 기공법을 만든 것이다.

기공은 체험에서 얻어지는 것이지 결코 수학처럼 공식은 없는 것이다. 그러나 분명 한 것은 수천가지의 기공법에서 3조 즉, 조신 (몸을 조절하고) 조식(호흡을 조절하고) 조심(마음을 조절한다) 이 3가지의 삼조에서 벗어 날 수 없는 것이다.

필자는 50대에 중국의 유명한 기공사 '르펑' 의 책을 보았다 어렸을 때부터 선사들에게 후계자로 배우는 과정을 열거했는데 축지법에 대한 것이 고작 3줄 정도였다.

필자는 당시 체육관에 걸어서 가는 시간이 1시간 이였다 . 차가 있어도 매일 체육관에 갔을 때는 3줄 나온 호흡법으로 걸어갔다.. 1시간 운동하고 다시 걸어왔다.

그 방법은 다음과 같다.

처음에는 4발자국 걸으면서 호흡을 들이 쉬고 4발자국 걸으면서 호흡을 내쉰다.

이렇게 계속하다 익숙하면 6발자국에 한 호흡씩 전과 동일 이렇게 8. 12. 14. 16. 18. 20. 22. 24 으로 늘려간다.

이러한 방법을 1년간 한 후 부평 계양산에 가끔 올라가고는 했다. 이러다 보니 왕복 2시간 거리를 한번도 쉬지않고 오르내리기를 수십차례 했고, 시내에서도 어지간한 거리는 도보를 했다.

한번은 계양산을 밑에서부터 올라가는 거리가 약 한시간을 보는데 시간을 재고 올라가니 24분이 걸렸다.

이때부터 나의 걸움이 빠르다는것을 알고 부터는 더욱 홍미를 느끼기 시작했다.

지금도 도보를 할 때 천천히 걸으면 오히려 더 힘이 든다.

걸을 때에는 하나 둘 셋 아니면 한 둘 셋 넷 다섯 여섯 일곱 까지 주로홀 수를 한다.

숫자를 빨리 쉬면 걸움이 그 만큼 빨라진다.

걷는 것도 하나의 행공법이다. 마음이 가는데 기가 가고 기가 가는데 혈이 따른다. 한 발자욱 떼는데 속으로 한 나 발자욱에 둘 이렇게 발을 옮기는 마음을 두면 다른 잡념이 배제되면서 걷는데에만 일념이 간다.

필자는 걷는 걷도 마음으로 걷는다. 올바른 보행 법으로 뒤에서 거센 바람이 나를 밀고 앞으로 뻗는 발은 발자욱을 크게 벌려지고 있다고 생각하면서 걸으면 저절로 그렇게 된다.

경사진 곳도 다리에 힘을 가하는 것이 아니라 마음으로 다리가 움직이고 있다고 생각하면 저절로 올라가기 때문에 힘 안들이고 빠르게 걷는다.

지금도 지하철 계단을 가끔씩 두 칸씩 올라간다. 한 계단씩 올라가는 것보다 수월하다.

나는 이렇게 걷기에 열중하면서 나름대로의 체험을 통해 연구를 거듭했다.

이러한 경우는 내가 그동안 걸으면서 체험한 결과다. 나에게도 한 쪽으로 몸이 치우쳐서 걸으면서 몸의 균형 잡는 습관으로 체득한 것이다.

이것은 나의 체험을 통한 지론이다.

다음은 갖가지의 걷기의 기공법을 열거한다

— 걸으면 서 하나에서 100까지의 단위를 세면서 걷는다.

몇년 전 일이다. 인천 계양구 장기리라는 곳에 군인 아파트가 있다. 그 아파트에 사는 노인이 있었다. 그 노인의 나이는 당시 76세에 지팡이를 집고 집에서 도로까지 간신히 지팡이에 의존하여 가쁜 숨을 동반한 채 산책을 했다.

나보다 연배라서

"몸이 몹시 불편하시군요 ".

" 예, 풍을 맞아서 이렇게 까지 힘겹게 운동을 나와요".

" 많이 걷는 것 밖에 없어요".

" 집에는 아들이 몇 백만원 짜리 운동기구들 별것 다 사다 놓고 운동 필자는 집에서 차들 타고 가도 20분 거리지만 이곳에는 아는 사람이 없으나 그곳에 나와 비슷한 나이의 친분이 있어 가끔 시간이 되면 바람도 쏘일겸 간다.

김포와 경계가 되는 곳인데 공기도 좋고 한적한 시골 체취를 맞 볼 수 있다.

그런 후 한 달만에 그 곳을 찾았다. 그런데 그분이 반색을 하고 내게 걸어 왔을 때는 지팡이도 없었다.

나는 그곳에서 체육관 관장으로 통한다.

" 관장님 많이 좋아졌지요". 여기서 저기까지가 몇 천 발자욱이고 지금은 김포 까지 걸어 갔다 오고는 한단다. 이제는 백번 세고 백번 세고 이렇게 밥먹는 시간외는 열심히 걸었단다. 그럴 때 마다 힘이 생기고 5일만에 지팡이를 집어 던지고 살 맛이 난다고 그렇게 기뻐 할 수가 없었다.

나 역시 그 말에 마치 그분 만큼이나 기분이 좋았다.

그렇다. 나는 그분에게 내 말을 믿고 무조건 숫자를 세며 걸으면 좋다고 했고, 다른 설명은 안 했다.

그만큼 좋아진다는 믿음의 마음의 자세와 좋아지고 있구나 하는 본인의 마음 자세가 뒤 따른 결론이기도 하다.

숫자를 세면서 걷기 운동에서 근관절을 이완시키며 호흡법과 마음 공부를 동시에 하는 공법이다. 숫자를 세면서 그 장단에 맞추어 걸으면 부드러움 속에 강한 힘이 소용돌이 치고 빠른 걷기에서 빠르게 좀 과격하게 근육을 이완시켜 주며 모든 폐기를 밖으로 발산한다. 한마디로 말해서 온몸에 자연의 기를 모았다가 빠른 걸움에서 폐기를 내뿜는다. 숫자의 장단에 맞추어 걸으면서 정신을 집중시키는 것은 자신의 호흡을 통하여 숫자 장단을 생각하면서 자기의 몸과 신체를 느끼려 할 때 가능해진다. 이렇게 정신이 집중되어 있을 때 걷기에 몰입되어 자신의 호흡을 통한 최고 최저의 상태를 자유롭게 유지하면서 동적 수련 방법을 터득하게 된다. 이와 같은 몸 공부를 통해 인내와 끈기의 심성을 기르고 자기의 고통을 참아 자아를 완성시킨다. 이렇게 형을 완성하여 기를 모으고 기를 모아서 신을 기르고 신을 잊어서 허를 키운다. 이 걷기 운동을 통해 신체의 균형을 유지하고, 교정하고 오장육부의 기능 강화를 통하여 건강을 추구할 수 있다.

 또한 이렇게 걷기 행공을 하면 저절로 동작이 나오거나 배합되어 이때 나온 힘은 평상시에 자신이 가지고 있던 능력의 3-30배 정도가 되는데 실로 놀라지 않을 수 없다. 오래되면 일취 월장하여 깊은 경지에 도달한다.

—걸으면서 **호흡**하기

 걸음을 걸으면서 하는 기공을 행보공(行步功)이라 한다. 걷는 동작이 위주가 되므로 동공에 속하며 종류도 여러 가지가 있다. 걸음을 걷는다는 것은 그 자체가 훌륭한 보건 운동이므로 특히 만성질환 환자의 보조적 운동 요법을 권장되고 있다. 그런데 행보공은 거기에 호흡법과 팔운동까지 배합했으니 그야말로 금상첨화라 할 것이다. 행보공은 출퇴근할 때, 산책할 때, 야외로 소풍 나갈 때 등 걸음을 걸을 때는 언제든지 할 수 있어서 매우 편리한 면이 있으며, 기공의 생활화에도 도움이 된다.

 여기에 간단한 행보공 몇 가지를 쉬운 것에서부터 차례로 소개한다.

4보에 한 호흡하기

두 걸음(오른발과 왼발)에 들숨, 다음 두 걸음에 날숨을 맞춘다. 즉 네 걸음에 한 호흡을 한다. 세 걸음에 들숨, 다음 세 걸음에 날숨을 맞출 수도 있는데 이때는 여섯 걸음에 한 호흡이 된다. 걸음이 빠를 때는 네 걸음에 들숨, 다음 네 걸음에 날숨을 맞춰도 된다. 여덟 걸음에 한 호흡을 하게 된다. 호흡은 보통 코로 깊이 들이쉬고 코로 길게 내쉬되 자연호흡법을 택한다. 숨이 차지 않는 범위 내에서 걸음 수와 호흡을 조절한다. 팔의 동작은 평상시 걸을 때와 같다.

연공 시간은 처음엔 20-30분, 걷는 거리는 2킬로미터 정도가 적합하지만 숨이 차지 않는 범위에서 시간과 거리를 점차 연장해 나간다. 평식행보공은 평상시의 그릇된 호흡법, 즉 짧고 얕은 호흡 습관을 교정하여 폐의 호흡 기능을 증강시키는 효과가 있으므로 누구에게나 적합 한 공법이다. 그렇다고 처음부터 무리를 해서는 안 된다. 어디까지나 순서를 밟아서, 처음엔 네 걸음에 한 호흡으로 시작해서 익숙해진 후에 여섯 걸음에 한 호흡, 다음엔 여덟 걸음에 한 호흡으로 넘어가도록 한다.

4걸음 단위로 들숨들숨, 들숨, 날숨, 호흡 안 함

네 걸음(4보)을 한 단위로 해서, 첫째 걸음에 들숨, 둘째 걸음에도 들숨,

셋째 걸음에 날숨, 넷째 걸음엔 호흡을 하지 않는다. 그 밖의 요령은 흡흡호사보공에 준하면 된다. 흡호이보공은 항암공에서 강신법이라 불리는 공법으로 각종 신장병 수종, 당뇨병, 심장병, 부인과 질환 등 적응증이 광범위하며 암증에도 효과가 있는 것으로 되어 있다.

4걸음을 한 단위로 세 번 들이쉬고 세 번 내쉬기

네 걸음(4보)을 한 단위로 해서 처음 두 걸음에 연속적인 들숨 3회, 다음 두 걸음에 역시 연속적인 날숨 3회를 맞추는 방법인데 여기에 팔의 동작이 배합되어 있다. 태호기공 항암공의 일부 세 번 들이쉬고 세 번 내쉬기 로 수록되어 있다.

걸을 때 몸 전체는 방송 상태를 유지해야 한다. 걸음걸이에 맞춰 머리를 좌우로 자연스럽게 돌리면서 몸통도 이에 따라 가볍게 좌우로 움직이도록 한다.

호흡은 코로 들이쉬고 코로 내쉬되, 들숨은 제1보(오른발)에서 짧고 강하게 한 번 들이쉬고 끊었다가 제2보(왼발)에서 연거푸 한 번 더 들이쉰다. 숨소리가 귀에 들릴 정도로 한다.

날숨은 제3보(오른발)에서 하게 되는데 기관과 인후를 활짝 열어 놓아

공기가 저절로 빠져나가도록 한다. 힘을 쓰지 않는다는 뜻이다.

제4보(왼발)에서는 날숨이 끝난 상태를 그대로 유지하면서 숨을 더 이상 내쉬지도 않고 들이쉬지도 않는다. 글자 그대로 '휴식(休息)'이다.

두 눈은 먼 곳을 바라보되 양미간을 활짝 펴고, 입은 미소를 머금은 채 가볍게 다물며, 혀끝은 윗잇몸에 올려붙인다. 잡념은 모두 털어버리고 가벼운 마음으로 걷기를 즐기도록 한다. 보행 속도는 1분 간에 50-60보가 적당하나 익숙해진 후에는 신체 상태를 보아 가며 적당히 속도를 늘려도 된다. 한 차례 연공 시간은 20분 정도로 한다.

2보를 한 단위로 첫 걸음에 연속 2번 들숨 둘째 걸음에 날숨 연속 두 걸음(2보)을 한 단위로 해서, 첫째 걸음(오른발)에서 연속적으로 두 번 숨을 들이쉬고, 둘째 걸음(왼발)에서 한 번 짧게 숨을 내쉰 후 잠깐 '휴식' 한다..